◆希望の最新医療◆

安心の脳動脈瘤治療

―手術をしないカテーテル治療の最前線！―

はじめに

医師が患者に長時間の大手術をして誇る時代は終わろうとしている。脳の血管や心臓に病気が見つかった場合、傷が小さく短時間で終わるカテーテルという血管内治療が現在では主流になりつつある。

例えば、脳の血管にできるこぶ、脳動脈瘤《のうどうみゃくりゅう》がある。最悪の場合、血管が破裂して、くも膜下出血を起こす。患者は小さな脳動脈瘤があると診断されただけでも、いつ破裂するかわからない危険の中で生活をしなければならない。その精神的な負担は本人も家族にとってもとても大きい。その対処法として医師から外科手術を薦められても、「開頭手術」と聞いただけで恐ろしくなってしまい、決断ができずに結局は放置してしまう患者が多い。

しかし、それはもう過去のことである。カテーテル治療は手術することなく、足や腕の血管から、細い管を通してくも膜下出血などを未然に防ぐものである。近年、日本でも急激に治療実績が増え、安全性が立証されて、現実的な選択肢となった。現代の医療は数年後さえも想像できないほど、凄まじいスピードで進歩している。

今回、インタビューした吉村紳一医師は、そのカテーテル治療と従来の開頭手術の両方を操る、日本ではまれなハイブリッド脳外科医だ。両方の利点・欠点を熟知する脳外科医として、この治療法の解説を訊《き》くのに最適な医師である。

今の医療現場では、いかに患者の身体に負担をかけずに、治療を終わらせるかということがテーマとなっている。その流れがついに脳血管外科まで及んできたということである。病気になっても慌てることなく、できるだけ身体の機能を温存して、医療の進歩を待ってから治療を選択するのも一つの方法である。

平成二十八年八月

桜の花出版 取材班

目次

海外との比較と今後の展望　104

目次

第1章　命にかかわる脳の病気

脳卒中とは

脳卒中には、脳の血管が詰まって起きる**脳梗塞**《のうこうそく》（加えて**一過性脳虚血発作**《いっかせいのうきょけつほっさ》）と、血管が破れて出血しあふれ出した血液が脳を圧迫する**脳出血**《のうしゅっけつ》があります。

脳梗塞は脳卒中の8割を占めます。脳梗塞は、半身不随《はんしんふずい》や寝たきり、認知症の原因にもなるため予防と早期受診が重要です。脳出血には、場所により**くも膜下出血**と**脳内出血**（これを脳出血と呼ぶことも多い）があります（次頁図1）。

1、脳梗塞

脳卒中の過半を占める病型です。脳動脈の閉塞《へいそく》、狭窄《きょうさく》に伴って神経細胞に血液が十分に供給されなくなり、神経細胞に障害が起きます。病態により「ラクナ梗塞《こうそく》」「アテローム血栓性脳梗塞《けっせんせいのうこうそく》」「心原性脳塞栓《しんげんせいのうそくせん》」の3つのタイプに分けられます。

細い血管の動脈硬化《どうみゃくこうか》によるものを「ラクナ梗塞」、太い血管の動脈硬化によるものを「アテローム血栓性脳梗塞《けっせんせいのうこうそく》」といいます。この２つは脳血栓症の範疇《はんちゅう》に入ります。「心原性脳塞栓症」は心臓内にできた血栓などの異物が血液の流れにのって脳に届き、脳動脈を詰めて起こります。突然大きな血管が閉塞することが多く、３つの病型のなかではもっとも急激に症状が現れ、重症であることが多い。

２、脳出血

脳動脈が破れ、あふれ出た血液が神経細胞を障害することで、症状が出ます。細い血管（細小動脈）が主に高血圧に由来する動脈硬化で痛み、破綻《はたん》して起こります。細小動脈は脳内に入り込んでいるので、出血は脳内に広がります。

3、くも膜下出血

脳動脈の破れにより症状が出現しますが、破れる血管は脳の表面を走る主幹脳動脈で、血管の一部が瘤状に膨れた脳動脈瘤が破裂します。動脈瘤が破裂すると、脳の表面をおおうくも膜という薄い膜の内側に出血します。くも膜下出血は脳卒中の中では死亡率が高く、重症な病態です。

4、一過性脳虚血発作

脳梗塞と同じ仕組みで起こった神経症状が24時間以内に消失する状態をいいます。ほとんどの場合は1時間以内に症状が消失しますし、数分間の発作で済んでしまう場合も少なくありません。一過性脳虚血発作は脳梗塞の前触れ発作として重要ですが、治療を行なわず放置すると脳梗塞を引き起こす可能性があります。脳梗塞を起こす前に適切な治療を開始すると、脳梗塞を予防できる可能性が高まります。

図１

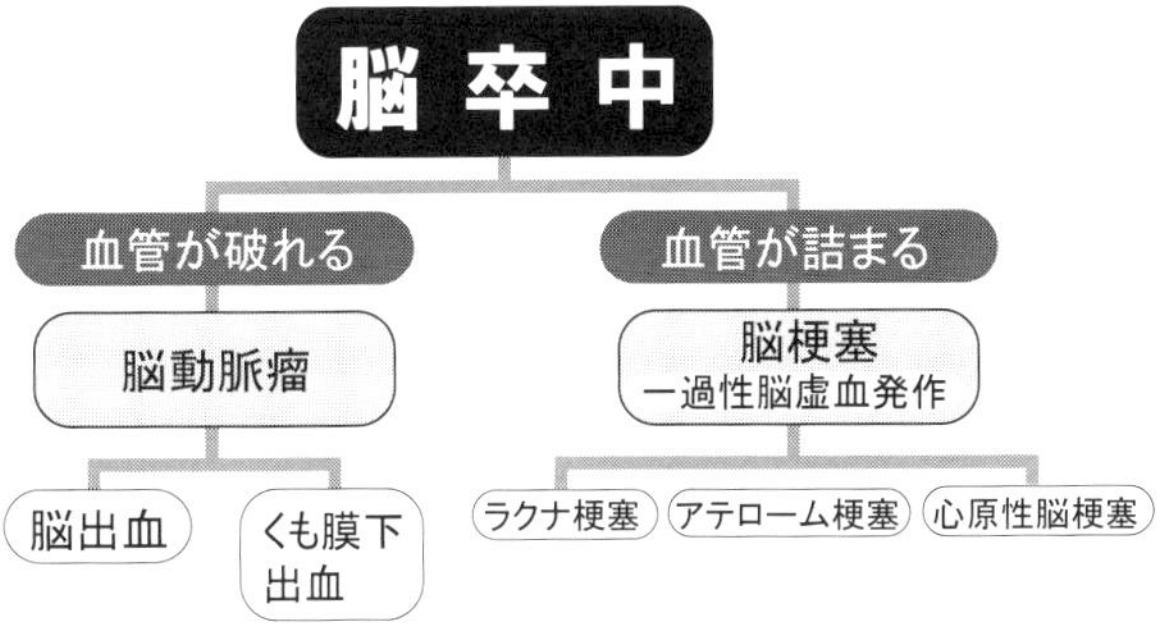

脳卒中の種類

脳血管が詰まるか、破れることによって、脳内に異常が起きる病気を脳卒中という。

こんな時は脳卒中を疑う

脳は、部位ごとにつかさどる機能が分かれていますが、脳卒中を疑う主な典型的症状には、次のようなものがあります。

・片方の手足・顔半分の麻痺《まひ》・しびれが起こる（手足のみ、顔のみの場合もあります）
・ろれつが回らない、言葉がでない、他人の言うことが理解できない。
・力はあるのに、立てない、歩けない、フラフラする。
・片方の目が見えない、物が二つに見える、視野の半分が欠ける。片方の目にカーテンがかかったように、突然一時的に見えなくなる。
・経験したことのない激しい頭痛がする。

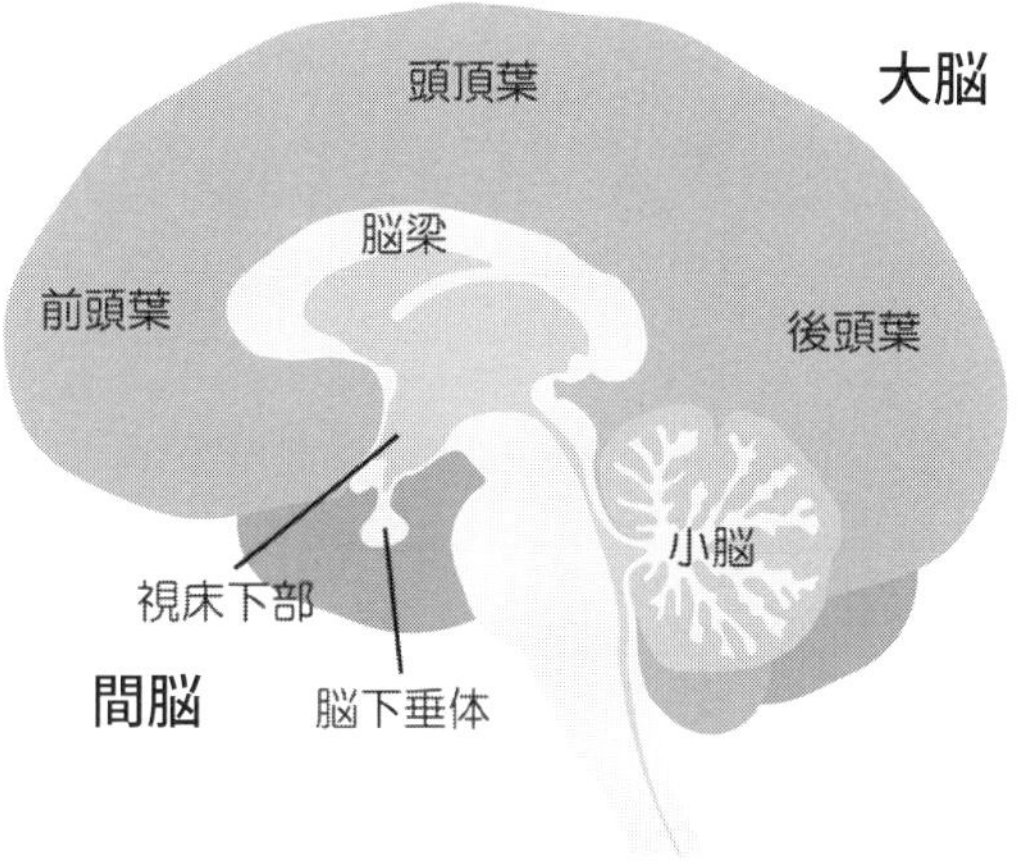

脳の構造

大脳は、前頭葉、側頭葉、頭頂葉、後頭葉に分けられる。

大脳皮質には、運動野、体性感覚野、視覚野、聴覚野、嗅覚野、味覚野、言語野など、機能の諸中枢が特定の部分に分布している。

間脳は、視床脳と視床下部《ししょうかぶ》などに分けられ嗅覚を除くすべての感覚線維を中継する。

小脳は、平衡機能、姿勢反射の総合的調整、随意運動の調整など運動系の統合を行なう。

写真提供：PIXTA(ピクスタ)

脳卒中発作というと、「突然、意識を失って倒れる病気」と思っている方が、案外多いようです。しかし、こうしたひどい症状で発症するのは一部に過ぎません。むしろ、脳卒中とはなかなか判断できない症状から始まることが多いのです。脳卒中が起きた時、本人も周囲の人も脳卒中と気がつかず、様子をみている間にどんどん症状が悪化し、病院に運んだ時は手遅れということもまれではありません。

障害を受ける脳の場所やその程度によって、百人百様といってよいでしょう。

脳卒中の症状は急に現れることが多く、たいていは発症日時がはっきりしています。夜中にトイレに起きた時や、朝、目覚めた時に異常に気づくか、昼間、仕事中に急におかしくなるというパターンが多いのです。

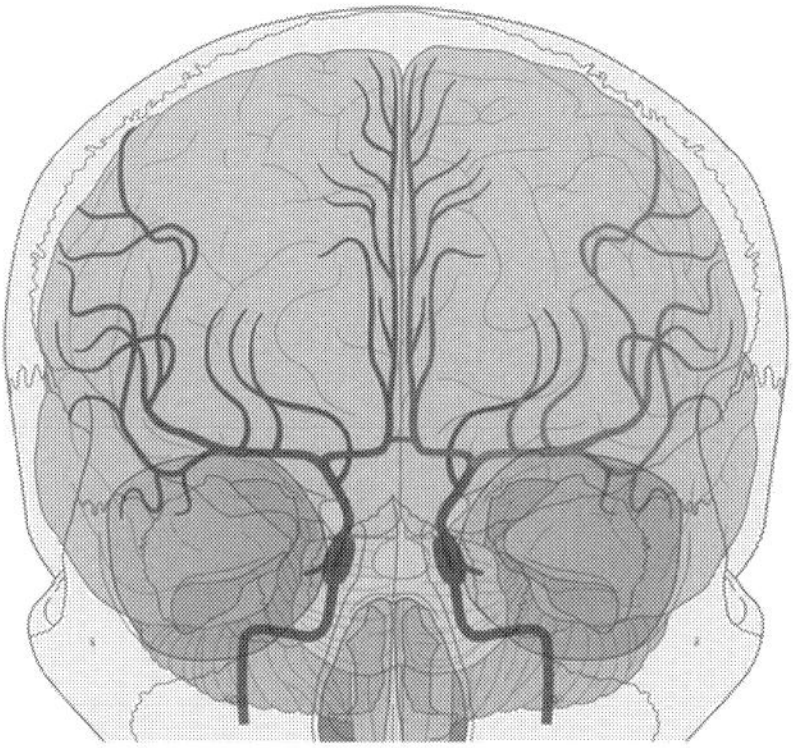

内頚動脈系《ないけいどうみゃく》の走行

脳は、４本の大きな動脈によって給血されている。
２本の内頚動脈（前方循環用）と２本の椎骨動脈（後方循環用）である。

写真提供：PIXTA(ピクスタ)

脳卒中の症状は体の片側に

脳の右側が体の左半分、脳の左側が体の右半分の神経を支配しています。ですから、症状は、一般に体の半分だけに出現するという特徴があります。

つまり、顔と手足といった離れた身体部分の、左右どちらか半分だけに運動や感覚の異常が急に出た場合には、まず脳卒中と考えて間違いありません。

最初の症状が、そのまま軽くなり消えることもありますが（一過性脳虚血発作など）、様子をみているうちにどんどん悪化したり、他の症状が加わったり、いったんは消えた症状が、起き上がったとたんに再び出現し、今度は元に戻らないこともあります。

前触れや警告発作

すべての脳卒中が、ある日、何の前触れもなく、突然、起こるわけではありません。中には、大きな発作が起こる数日～数週間前に、一時的な軽い発作があることがあります。

脳梗塞の前触れとして、脳梗塞とまったく同じ症状が短時間（多くは数分～数十分、長くても24時間以内）だけ出現するものを、一過性脳虚血発作といい。くも膜下出血の発作前に「軽い頭痛発作（警告発作）」や「ものが二重に見える」などの症状が出ることもあります。

症状が一時的で軽いために、たいしたことはないと安易に考えがちですが、本質的には重症の脳卒中発作と同じメカニズムで起きていますから、そのうち再起不能の発作に襲われる危険性が高いとみるべきです。前触れ現象をそのまま放置するか、すぐに病院で受診して適切な治療を受けるかによって、その後の人生が大きく変わってしまいます。

脳卒中以外の病気でも、このような症状が突然現れる場合がありますが、「普段の病状とは明かに違う」ならば、緊急受診する方が無難です。

前触れがない病変の場合もあります。

小さな脳梗塞の中には、症状の出ないものもあります。くも膜下出血の原因となる血管のこぶも、人によって軽い頭痛を伴う警告発作がみられますが、ほとんどの場合は、こぶが破れるまで症状は出ません。

すぐに救急車を呼ぶ

受診予定の病院には、あらかじめ家族やかかりつけ医や救急隊から連絡を入れ、患者の病状を説明し、受け入れ体制を確かめておくことも大切なポイントです。

重症の場合はもちろん、軽症と思われる時も救急車を利用してください。これは一刻も早く搬送するためであり、また途中で容体が急変することもあるからです

救急車が他の現場へ出動中などで、時間がかかる時は、家族や周りの人が車を運転し、患者さんは座席に横向きに寝てもらって運ぶ必要があります。

患者さん本人が運転して病院へ向かうのは絶対にやめるべきで、本人が運転したために大事故を起こしたり、取り返しがつかないほど病状が悪化した例もあります。

意識がある時、ない時の対処法

可能なかぎり早く病院を受診しましょう。なるべく早く診断をつけ、治療を開始することで、後遺症が軽くなる可能性があります（表2）。

1、意識がない時

呼びかけたり、体をゆすったりしても反応がない時、いったん目を開けてもすぐに閉じて眠り込む場合、さらに、目は開いていても応答がとんちんかんの時は、周囲の人が慎重に機敏に対応しなくてはなりません。

脳卒中の発症後、ただちに生命が危険となるのは、重症のくも膜下出血を除けばほとんどありません。だから落ち着いて対応しましょう。

表２　意識がない脳卒中患者の応急処置

1. 適切な場所への移動

• 敷物などに乗せ、処置や運び出しがしやすい場所に移す
• 戸外であれば、風通しのよい日陰に移す
• 頭をできるだけ動かさない（特に前に曲げない）

2. 気道の確保と誤飲の防止

• 頭の前屈は禁止→枕をしない
• いびきや呼吸が苦しそうな時→巻いたバスタオル、座布団などを肩の下に敷く
（首を反らせ気味にすると、呼吸が楽になることが多い。無呼吸症候群の人は注意が必要）
• 嘔吐しそうな時
→誤飲や窒息を防ぐため、体ごと横向きに寝かせる
（麻痺がある時は、麻痺側を上に向ける）

3. 衣服や部屋などの環境調節

• 上着のボタンを外し、ズボンのバンドを緩める、腕時計、眼鏡、入れ歯などを外す
• 室温を 20℃くらいにして、換気をよくし照明をやや暗くする

以下の3点をすぐに実行してください。

- 救急隊が応急処置をしやすく、しかも救急車に運びやすい場所に患者を移す。
- 横向きに寝かせる。
- 楽に呼吸できるようにし、吐いたものが喉につまらないよう、側臥位《そくがい》（腕を下にして横になった状態）にする。

2、意識がある時

とにかく周囲の人に助けを求めること、できるだけその場で横になることが原則です。横向きに寝る場所が近くになくても、**自分で立って歩かない方が無難です。**

脳の血管が詰まって症状が出ている時には、歩くと脳への血流が悪くなり、脳の障害がさらにひどくなる恐れがあるからです。

周囲の人は、マットや毛布などに患者さんを乗せて動かし、快適な場所に寝かせましょう。これは脳への血流を保ち、血圧の上昇による出血の悪化や、再出血に対する予防のためです。

脳卒中が疑われる時は、一刻も早く専門医療機関での受診が必要になります。通院治療中で、かかりつけの医師がいる場合は、電話で相談し、専門の医療機関を紹介してもらいましょう。

病院ではどんな検査や治療をするのか

検査としては、問診、診察、採血、心電図、胸部レントゲン、頭部ＣＴ、頭部ＭＲＩ、頸動脈エコー、心エコーなどの検査を行ないます。

必要な場合は、手術が行なわれます。緊急手術、予防的な手術など、状況に応じて検討されます。

他の治療としては、まず点滴や内服治療がメインになります。病態に応じて、脳梗塞の症状悪化や再発を予防する「抗血栓薬」、神経細胞を保護し、傷むのを遅らせる「脳保護薬」、頭のむくみを改善させる「抗脳浮腫薬」、などを点滴し、血圧、体温、脈拍などの全身状態の管理も行ないます。

脳梗塞は早期治療が最重要

脳梗塞急性期のみに施行される治療として、ｔ－ＰＡという薬の点滴や、血管内治療（カテーテル治療）などがあります。

◆血栓溶解療法（ｔ－ＰＡ静注療法）：組織型プラスミノゲン・アクティベーターという薬を点滴して、血栓を溶かし、脳血流を再開させます。このｔ－ＰＡを使用すると、３ヶ月後に自立した生活を送れる患者さんが、使用しなかった時と比べて50％増加します。脳梗塞により脳神経細胞が死にいたる経過は早く、適切なタイミングを逃してｔ－ＰＡを使用すると、逆に出血などの合併症で症状が悪くなる危険があります。症状が起こってから４時間30分以内に治療が開始できる患者さんのみが、治療の対象となります。

症状が出現してから遅くても２時間以内を目安に、可能なかぎり速やかに病院を受診しましょう。

◆**血管内治療《カテーテル》**：脳血管に詰まった血栓を特殊なカテーテルを用いて、摘出する治療です。閉塞している血栓を、メルシーリトリーバーというコイルに絡めて摘出したり、ペナンブラシステムという吸引器を用いて吸引します。発症してから８時間以内に治療が開始できる患者さんのみが、治療の対象となります。メルシーリトリーバーを用いた治療は２０１０年10月から、ペナンブラシステムを用いた治療は２０１１年10月から認められている、新しい治療法です。

脳卒中にならないための予防法

脳卒中は脳の血管が破れて出血したり（脳出血、くも膜下出血）、血管が詰まって血液が脳に流れにくくなったり（脳梗塞＝脳血栓・脳塞栓）して起こります。しかし、はっきりした原因もなく、突然、発作が起こるのはまれで、たいていは脳卒中になりやすい要因や病気を持っている、つまりリスクのある人に起こる場合がほとんどです。

脳卒中の危険性を上げるものに、次の５つがあります。

１、高血圧

血圧が高い状態が続くと、脳の血管に大きな負担となり、動脈がもろくなり、詰まったり、破れたりしやすくなります。血圧は、塩分を多く摂るほど高くなる傾向がありますので、高血圧と診断されたら、食事の塩分を極力少なくするようにしましょう。

２、糖尿病

近年の食生活の欧米化により、血糖値が高い人が増えています。日常、摂取カロリーを低く抑える必要がありますので、食事は１日３回バランス良く食べ、間食や油料理を減らし体重のコントロールを行ないます。

３、脂質異常症（高脂血症）

特に悪玉ＬＤＬコレステロールが高い人は、脂肪の摂取を制限する努力が必要です。油料理を減らし、豆類、芋類、海草、キノコ、根菜類などコレステロールを下げる食べ物を多く摂取しましょう。

4、心房細動《しんぼうさいどう》（不整脈）

心房細動が起こると、心臓内に血液が停滞するため、血栓ができやすくなります。この心臓の中にできた血栓が、心臓から脳に飛ぶことで脳の動脈を閉塞させることがあります。ワルファリンなどの抗凝固薬を用いることで血栓が作られなくなり、脳梗塞を予防することが可能です。

5、喫煙

ニコチンが血圧を上昇させたり、動脈硬化を促進するといわれています。百害あって一利なしです。

そのほか、加齢、肥満、過度の飲酒、運動不足などが脳卒中の危険因子としてあげられます。また、脳動脈瘤の中には、遺伝的体質が原因で生じるものもあるので、家族（両親、兄弟姉妹、祖父母など血縁者）の病歴も注意しましょう。

基本は規則正しい生活を送り適度な運動を行なう生活習慣の改善と、食事療法です。食事療法によっても十分な改善が見られないときには、降圧薬、血糖降下薬、脂質低下薬などの薬物療法を併用する必要があるので医師に相談しましょう。

脳卒中発作を起こした人の再発率は、年間５～10％程度とかなり高いことがわかっています。再発の危険性を考え、必要な薬は継続しましょう。

脳卒中予防の意義

脳卒中は、命にかかわる怖い病気です。予防が必要な理由をあげます。

1、脳卒中は日本人の死因の第3位を占める。
2、生存者にも、しばしば重篤な後遺症が残る。
3、寝たきり等、要介護者の原因の3割以上を占める。
4、高齢化とともに、患者数の増加が予測されている。
5、国民医療費の1割を占めている。

脳卒中は、社会的負荷のもっとも重い疾患です。未破裂動脈瘤が破裂する前に治療することや脳梗塞の治療は手術のリスクと破裂の可能性の検討と合わせて、その人の人生観にかかわる大きな人生の選択です。

脳ドックで脳の健康チェック

脳ドックは、脳の健康状態をチェックし、脳梗塞や脳出血、くも膜下出血、脳腫瘍などになる危険を判断することができます。高血圧、糖尿病、肥満、あるいは家族に脳卒中になった人がいるなどの危険因子がある人は、脳ドックを受けるという選択肢もあります。

脳ドックでは、多くの画像検査が行なわれます。それぞれに得手、不得手があり、その検査でしかわからないことや検査の限界があります。

CT検査やMRI検査は、脳の中の構造を見ることができ、脳出血・脳梗塞・脳腫瘍などの病気の発見に適しています。

一方、脳の血管が細くなったり、詰まったりしていないかを見るには、血管撮影、

ＭＲＡ（magnetic resonance angiography 磁気共鳴血管造影法）、超音波検査が、また脳を流れている血液の量をみるためにはＲＩ（放射性同位元素）を用いた検査が適しています。

参考まで次のページに、「日本脳ドック学会」の推奨している脳ドックコースの項目を紹介します（表3）。

表３　「日本脳ドック学会」が推奨する脳ドックコース

項目	内容
身体計測	身長・体重・体格指数 BMI・腹囲の測定。
血圧	血圧が標準範囲外の場合、その他の検査結果と総合して、生活習慣の改善を検討する必要がある。
心電図	心臓の筋肉に流れる電流を対表面から記録する検査。心臓の異常、心拍数、不整脈を調べる。
眼底 カメラ	眼底写真で目の奥の状態を調べる検査。 動脈硬化の程度、高血圧、糖尿病による目の合併症や緑内障・白内障の有無を調べる。
血液検査	貧血、肝機能、腎機能、コレステロール、中性脂肪、尿酸、糖尿病を調べる。
尿検査	尿蛋白、尿糖、尿潜血を調べる。
胸部Ｘ線	肺、心臓の大きさを調べ、肺炎、肺結核、肺癌、肺気腫、胸水、気胸などの呼吸器疾患の有無と程度、心臓の拡大などを調べる。
頸動脈 超音波	超音波検査（ドップラー法等）により頸動脈狭窄等の頸動脈疾患を調べる。
頭部 ＭＲＩ ＭＲＡ 頸部 MRA	画像検査によって、脳の血管の異常や脳腫瘍の有無を調べる。

脳血管カテーテル治療の最先端を行く、
兵庫医科大学病院の脳神経外科教授、
吉村紳一医師への核心をついたインタビュー内容です。

第2章　吉村紳一医師へのインタビュー

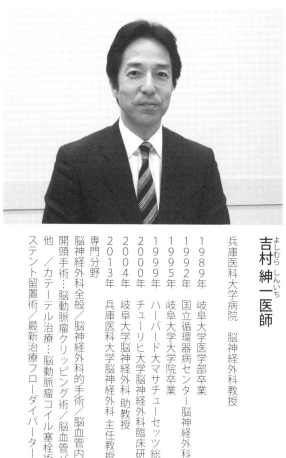

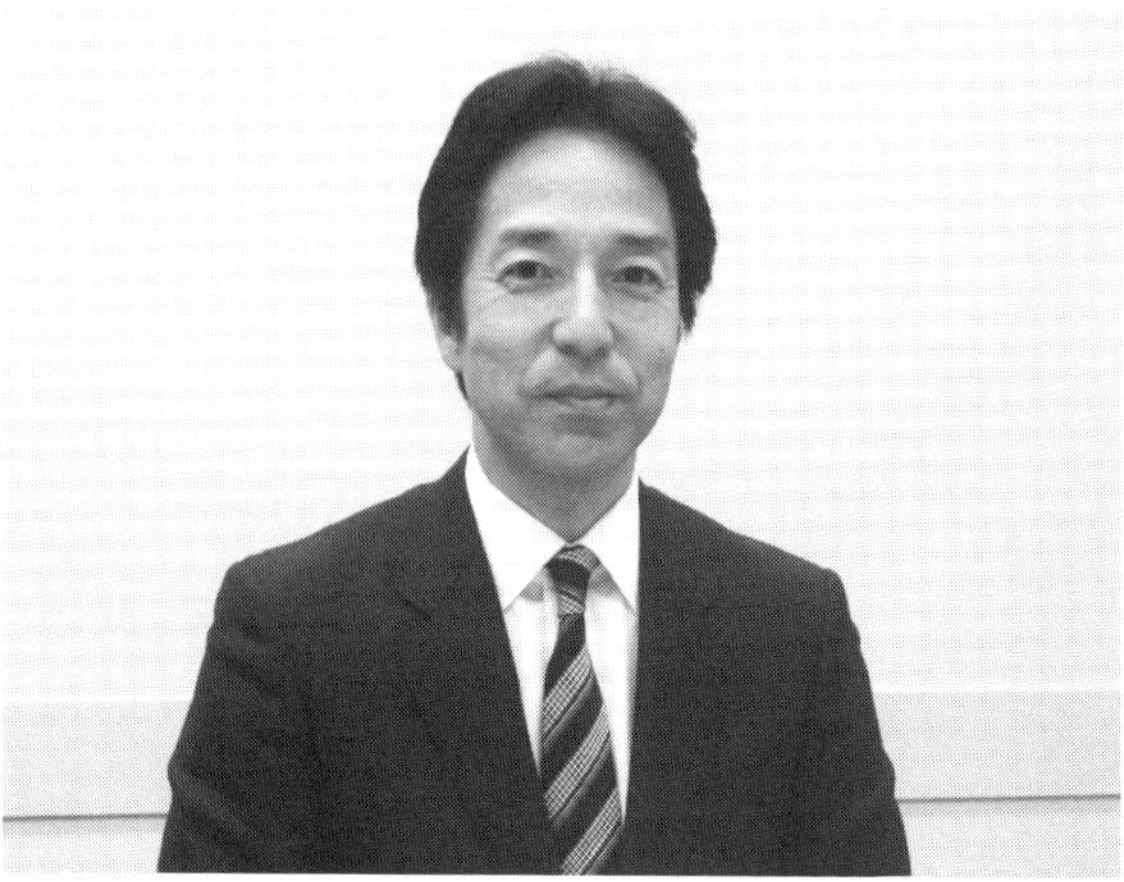

吉村《よしむら》 紳一《しんいち》医師

兵庫医科大学病院　脳神経外科教授

1989年　岐阜大学医学部卒業
1992年　国立循環器病センター脳神経外科
1995年　岐阜大学大学院卒業
1999年　ハーバード大マサチューセッツ総合病院
2000年　チューリヒ大学脳神経外科臨床研修員
2004年　岐阜大学脳神経外科 助教授
2013年　兵庫医科大学脳神経外科 主任教授

専門分野
脳神経外科全般／脳神経外科的手術／脳血管内手術
開頭手術…脳動脈瘤クリッピング術／脳血管バイパス術
他　／カテーテル治療…脳動脈瘤コイル塞栓術／頚動脈
ステント留置術／最新治療フローダイバーター　他

開頭しない脳動脈瘤治療の最前線

脳動脈瘤の最新治療、最新ステント「フローダイバーター」

――従来の脳動脈瘤《のうどうみゃくりゅう》（血管のこぶ）の治療法には、開頭する手術と、カテーテルを使い開頭しない治療（血管内治療）がありますね。

開頭しないカテーテル治療では、細い管を足や腕の血管から通して、金属製のコイルや筒（ステント）を使って治療すると聞きましたが、さらに最新治療器具として、「フローダイバーター」という新型ステント（筒状の金属）が開発されたということで、その治療法の説明をお願いします。

吉村　「**フローダイバーター留置術**」は、大型・巨大脳動脈瘤に対する新しい治療法です。日本では２０１５年10月から保険適応になり、一部の施設で使用が始まったところですが、欧米ではすでに２００８年から使われ始めています（図４）。

動脈瘤の中にコイルを詰めるという方法もありますが、大きい脳動脈瘤の場合、すぐに再発したり、詰めるとかえって症状が悪くなることが多いのです。特に内頸動脈《ないけいどうみゃく》という血管に生じた脳動脈瘤が大きくなると、目を動かす神経（動眼神経《どうがんしんけい》など）を圧迫して、片目の動きや開きを悪くします。その動脈瘤の中にコイルを入れると、さらに神経が押されて完全に目が開かなくなるなどの悪化をきたすことがあります。

一方、フローダイバーターは、非常に目の細かいステントという金属の筒で、それを動脈瘤ができた血管そのものに留置することで、こぶ内の血流が弱まって徐々に血栓化し、やがては動脈瘤が縮んでいくという治療法です（図５ａ～ｄ）。

私は、開頭手術も、カテーテルを使った血管内治療も両方行ないますので、それ

図４　脳動脈瘤の新しい治療器具
フローダイバーター

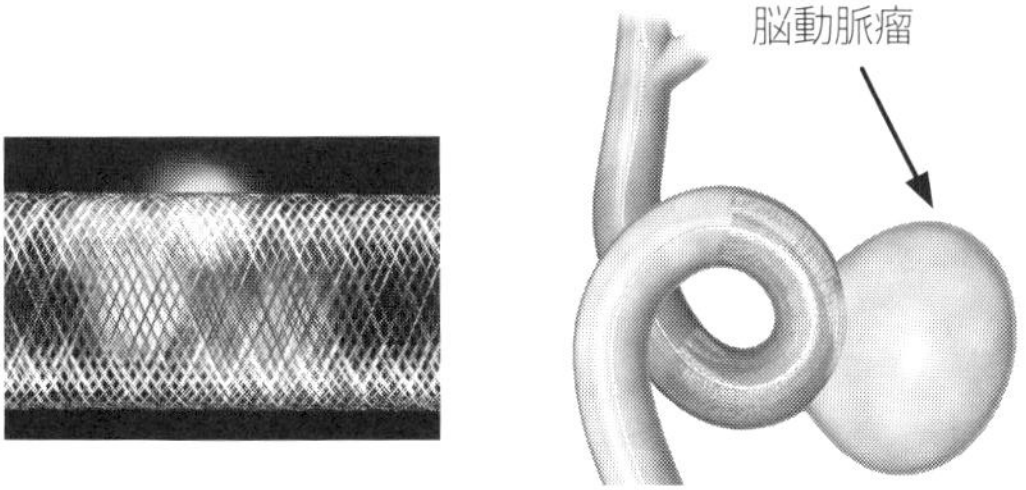

図５　**脳動脈瘤の治療**

最新ステントのフローダイバーターを、脳動脈瘤に留置し、血流が弱まって動脈瘤が縮んでいく（図5a～d）。

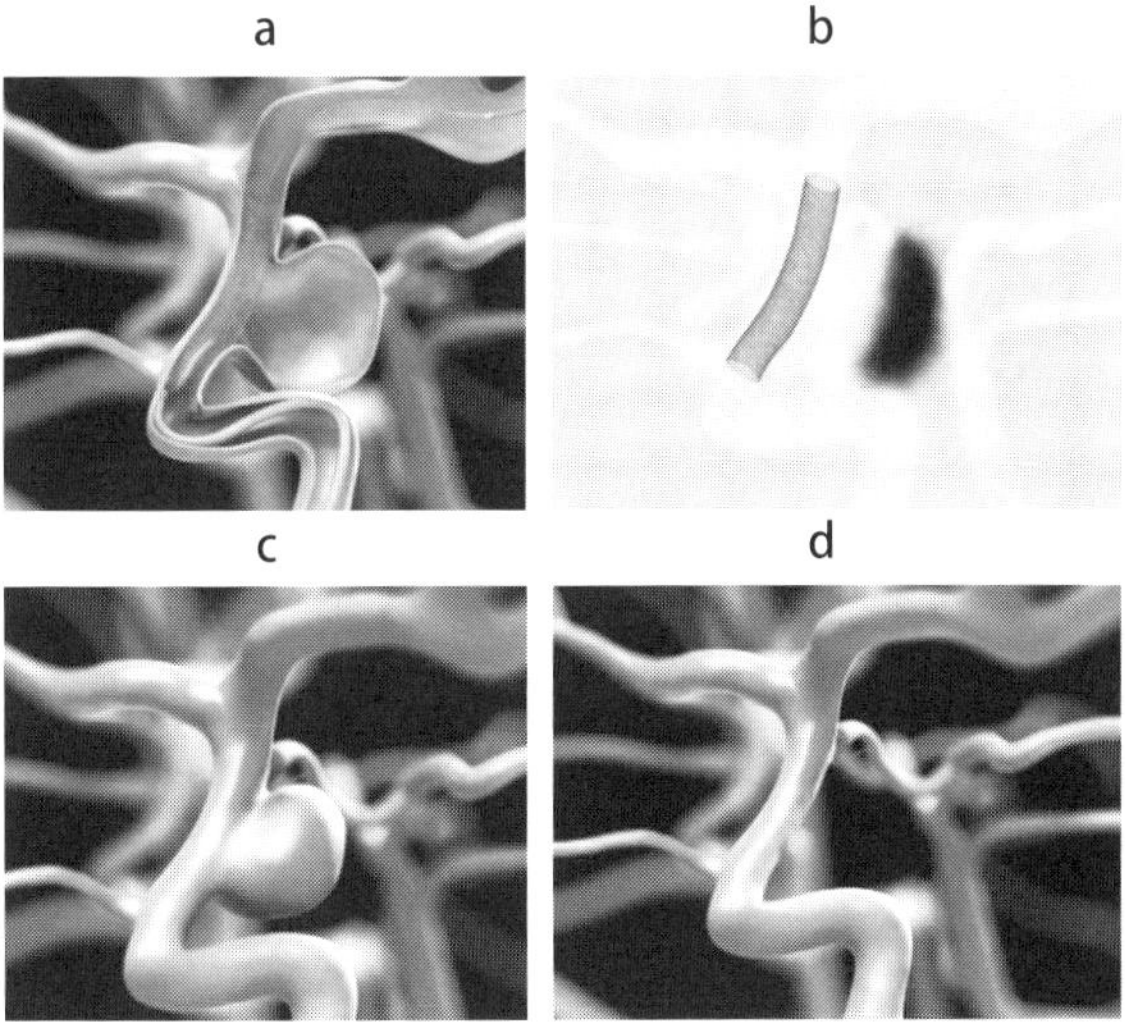

ぞれの患者さんに適した方法を選ぶようにしています。これまでは、目の動きが悪くなっている場合には開頭手術を行なってきましたが、ついにフローダイバーターが日本でも使えるようになり、血管内治療で対応できるようになったのです。

開頭する「クリッピング術」

吉村　では、脳血管内治療の基本的な手術方法から説明します。

「**クリッピング術**」は、脳動脈瘤の標準的治療法とされており、長い歴史がありま す（図6、図7）。これは開頭手術であり「切る治療法」です。ですから傷跡が残りますし、手術直後は痛みもあります。しかし、脳動脈瘤の形や場所によってはこの治療の方が安全であり、後遺症が残る確率が低くなるのです。特に分かれ目にあってネックの広い動脈瘤や、動脈瘤から枝が出ているようなケースではこの治療の方

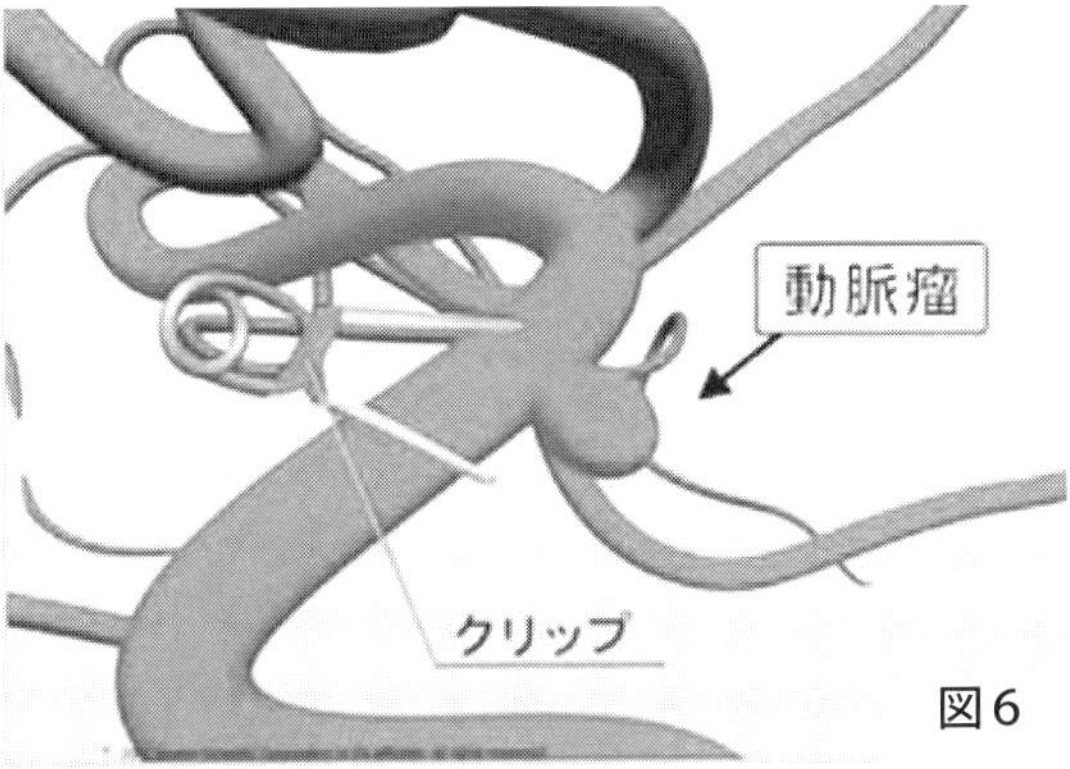

図6

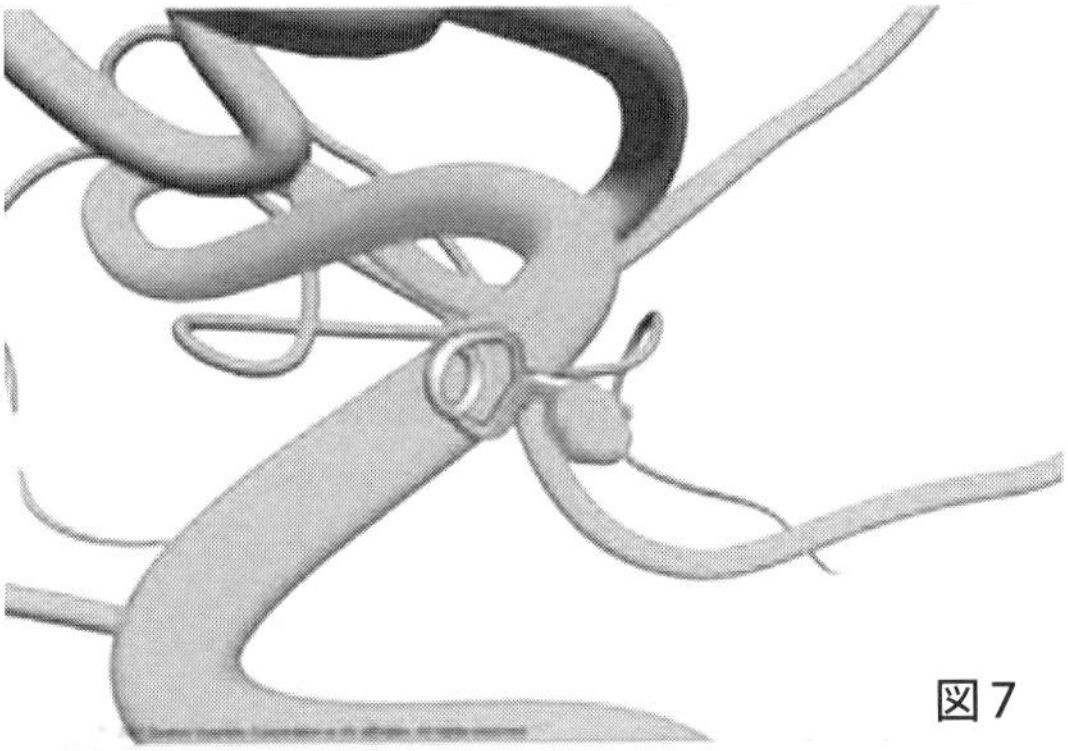

図7

従来からあるクリッピング術の特徴

・切る治療（痛みがある）
・入り口が広くても治療可能
・動脈瘤に枝があっても治療可能
・再発が少ない

が安全性が高いことが多いのです。

方法はまず頭蓋骨の一部を開けて、脳と脳のすきまを分けて動脈瘤を露出し、その根本にクリップをかけるというものです。

特徴は、動脈瘤の形状に関係なく、ほぼどのような動脈瘤に対しても治療が可能な点です。しかし破裂《はれつ》脳動脈瘤については、後で説明する「コイル塞栓術《そくせんじゅつ》」の方が治療成績が良いことが報告されており（ISAT 2002）、私たちもこれに従っています。しかし、コイル塞栓術が困難な場合にはクリッピング術を行ないます。

一方、未破裂《みはれつ》脳動脈瘤についてはクリッピングとコイル塞栓術と比較したデータはありません。そのため、それぞれの患者さんの動脈瘤の形状や全身状態を総合的に判断し、治療法を決定しています。

実際のクリッピング治療では髪の毛はまったく刈《か》りませんので、治療後も目立ちません。手術時間は動脈瘤の部位にもよりますが、通常３〜６時間で、当日、麻酔覚醒後から会話が可能となります。翌日からは食事もとれるようになり、7〜10日で退院となります。

未破裂脳動脈瘤に対する私のクリッピング術は極めて良好な治療成績を得ています。さまざまなモニターを行なうことや状況に応じてバイパス術を併用するといった工夫が、良い治療成績につながっていると考えています。

開頭クリッピング術は、「頭を開ける」ということで、恐いイメージがあると思いますが、どんな形の動脈瘤でも治療できますし、術後の再発が少ないのが利点です。痛みもそれほど強くありません。

動脈瘤自体から枝分かれがある場合には、基本的にコイルでは完全に詰めることはできません。枝が詰まってしまうからです。風船やステントなどの補助器具を使えば何とか治療できますが、治療がハイリスクになりますし、不完全な詰まり方であるため再発が多くなりますので、クリッピングの方が有効です。

開頭しないカテーテル治療「コイル塞栓術」

吉村　次に開頭しないカテーテル治療法、動脈瘤にコイルを詰める「**脳動脈瘤コイル塞栓術**《そくせんじゅつ》」を詳しく説明します。開頭手術に比べ、カテーテル治療はシンプルです。まず足の付け根から管を入れ、その中にさらに細い管（マイクロカテーテル）を挿入し（図８a）、動脈瘤の中まで誘導します（図８b）。

その後、プラチナでできた柔らかい金属のコイルを動脈瘤の中に入れていき、こぶを詰めてしまいます（図８c）。血液が入らなくなったら終了です。いずれ動脈瘤の中は血栓化してしまい、破裂しなくなります。

治療後は２～３日で退院できます。翌日に退院する患者さんもいるほど、体に負担の少ない治療です。

図8　カテーテル治療

a

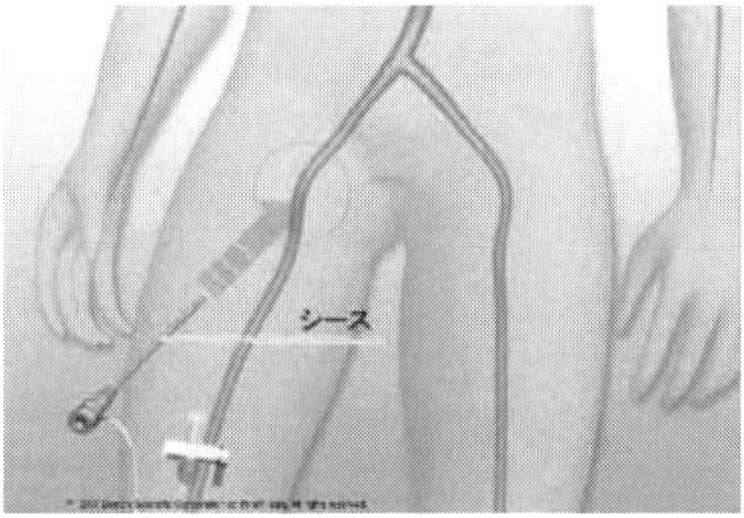

足の付け根の動脈（大腿動脈）から、直径2㎜ほどの「ガイディングカテーテル」を入れる。

b

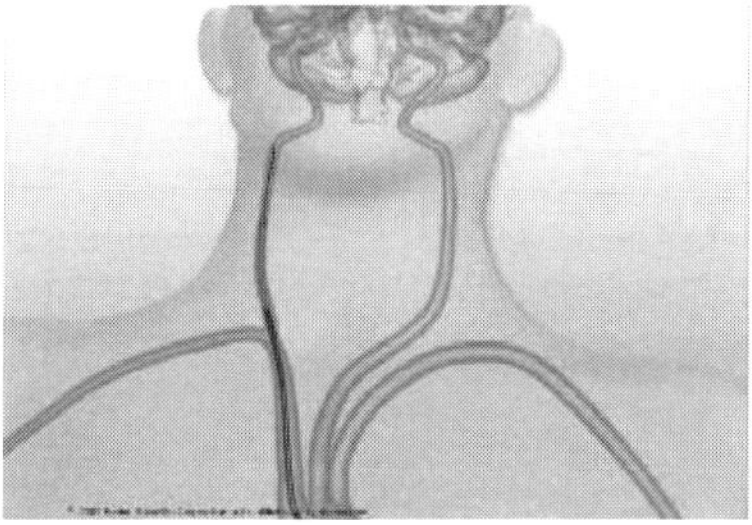

その中にさらに細い管（マイクロカテーテル）を挿入し、脳動脈瘤の中まで誘導する。

c

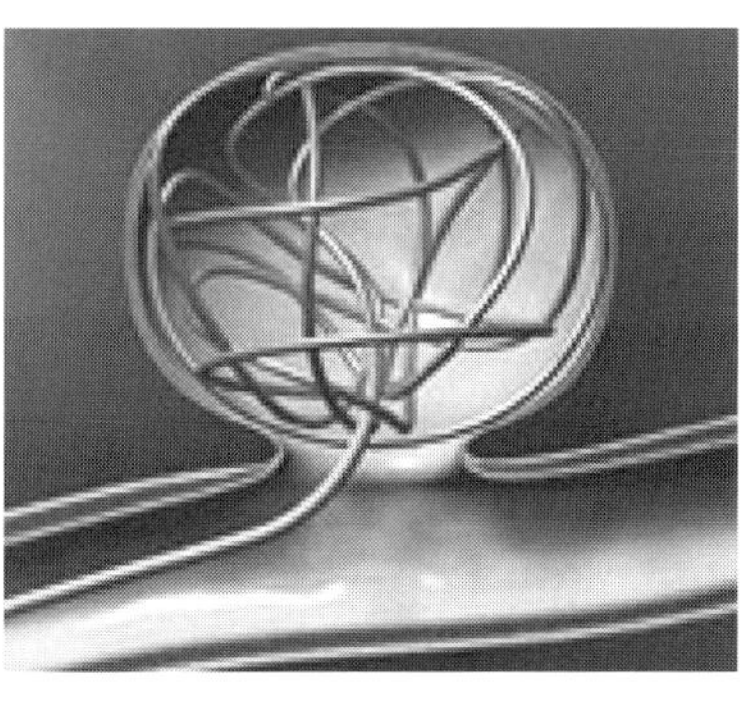

プラチナ製の柔らかいコイルを動脈瘤の中に入れ、こぶを詰める。血液の流入が弱まり動脈瘤の破裂を防ぐ。

私は平成4年からこの治療に関わり始め、これまで2000例以上にこの治療を行なってきました。治療成績を良くするためにさまざまな工夫を凝らし、治療合併症（重度後遺症・死亡）は1％未満を維持しています。

この「脳動脈瘤コイル塞栓術《そくせんじゅつ》」は、動脈瘤の入り口が狭い場合が良い適応です。それは、動脈瘤の入り口の広さが治療の難易度に深く関係するからです。入り口が狭い場合には、動脈瘤の中にプラチナコイルを詰めるだけでうまく治療することができます（図9a、b）。しかし、ネックが広い場合には、コイルが動脈瘤からはみ出してしまうのです（図10a、b）。

こうした理由から、コイル塞栓術はネックの狭い動脈瘤が良い適応とされ、入り口の広い動脈瘤にはクリッピング術を適応するしかないとされてきました（図10c）。

図9　動脈瘤の入り口が狭い場合

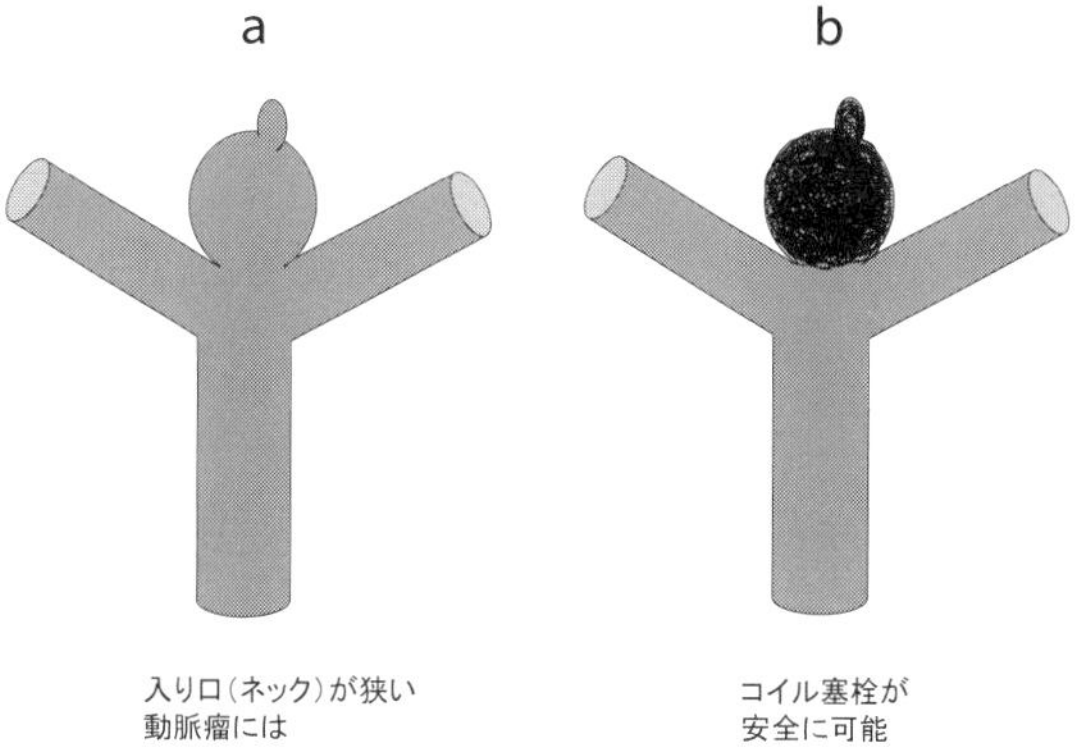

入り口（ネック）が狭い
動脈瘤には
コイル塞栓が
安全に可能

図10　動脈瘤の入り口が広い場合

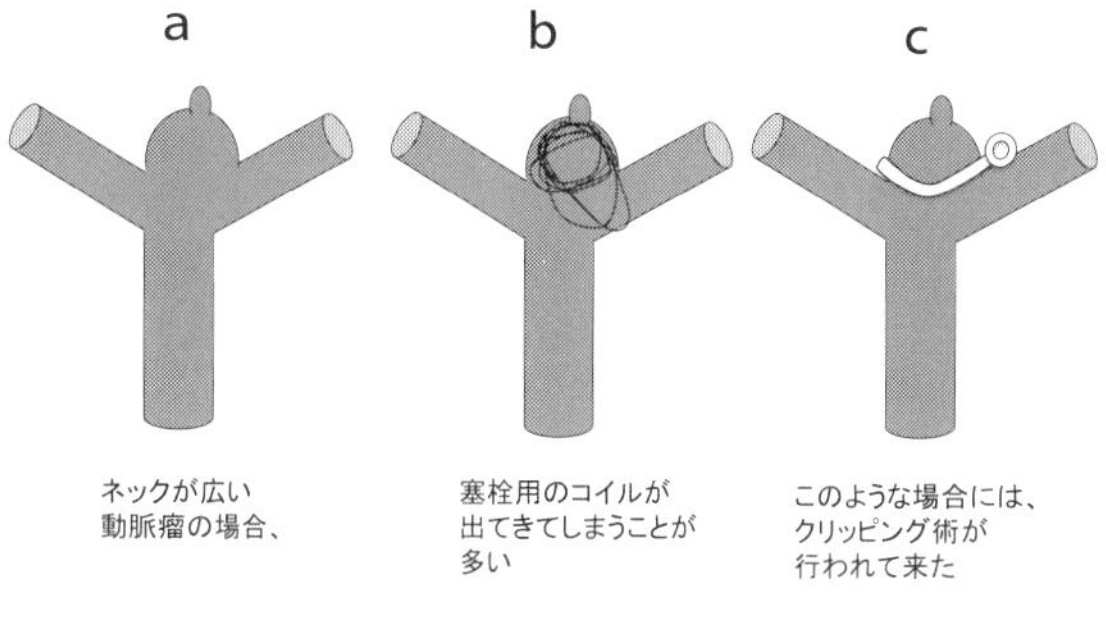

ネックが広い
動脈瘤の場合、
塞栓用のコイルが
出てきてしまうことが
多い
このような場合には、
クリッピング術が
行われて来た

カテーテル治療の新たな選択肢「フローダイバーター留置術」

吉村　新しいフローダイバーター留置術は、カテーテルを脳動脈瘤に送り込み、金属製の細かい網目のステント（筒状の医療機器）をこぶの根元で広げながら密着させて置いておく治療法です。直径が10ミリ以上、入り口が広い4ミリ以上の脳動脈瘤に使うことができます。

使われる新型ステントは、動脈硬化などで血管が細くなる病気に対して、血管を支える目的で使われるタイプと異なり、網目がより細かくしなやかなのが特徴です。

この新型ステントでは、こぶへの血液の流入が抑えられ、こぶの中の血液がよどんで、血液の塊（血栓）ができます。これにより、こぶの中で血栓が固まって血流が途絶えて、破裂しなくなります。さらに、血管の内側を構成している内皮細胞が

「フローダイバーター留置術」の説明①

■従来行なわれてきた治療法との比較

「クリッピング術」（開頭）…治療実績があるため治療法として確実ではあるが、開頭するので患者への影響は大きい。

「コイル塞栓術」（カテーテル）…開頭せず身体への負担が少ない血管内治療だが、こぶの入口が広く、大きい脳動脈瘤では、完全にこぶを塞ぎきれない場合がある。

■新治療法「フローダイバーター留置術」…脳動脈瘤ができた血管に金属でできた細い筒（ステント）を入れて、脳動脈瘤（こぶ）の中に、血液が入りにくくする。やがて、こぶの中の血液が固まって破裂しなくなる。今まで治療が難しかった大きな脳動脈瘤が、カテーテルで確実に治療できるようになると期待されている。

■新型ステント「フローダイバーター」のメリット

・ステントの一種で、長さや太さなど数十種類のものがある。

・心臓用のステントは、血管を広げてそれを支えるために使う。「フローダイバーター」は目が細かくて、非常に柔らかく、動脈瘤の入り口において、血流を脳動脈瘤に入らないようにする。柔らかい素材のため、脳の動脈に与える影響が少ない、ぴたっと血管に収まる。

・シンプルな手術は、30 分くらいで終わってしまう。

・目が細かいため、動脈瘤の中に、血液がゆっくり入ってゆっくり出るようになり、手術後 6 カ月くらいでこぶが消滅してしまう。

新型ステントに沿《そ》っておおうようになるので、こぶへの血流が抑えられます。

――これまで、同じカテーテルを使ったコイル塞栓術では対応できない大きなこぶや入り口の広いこぶも治療できるとして、期待されていますね。

吉村　そうですね。新型ステントの「**フローダイバーター**」（図11）は、開頭手術、血管内手術であるコイル塞栓術《そくせんじゅつ》・従来のステント以外の、第三の選択肢となったわけですから、本当に大きなトピックです。この治療がうまくいくと、見事に動脈瘤が消えてしまうのです。私自身も実際の患者さんの血管の検査結果を見てビックリしてしまいました。治療の3カ月後にスパッと動脈瘤が消えているのです。ヨーロッパやアメリカの専門医が熱狂的に迎え入れただけのことはあります。

ただ、承認された今の製品では、曲がった血管や極《きわ》めて大きな動脈瘤の場合には留置《りゅうち》が難しいことがあります。多くの動脈瘤塞栓を行なっている医師であれば、マ

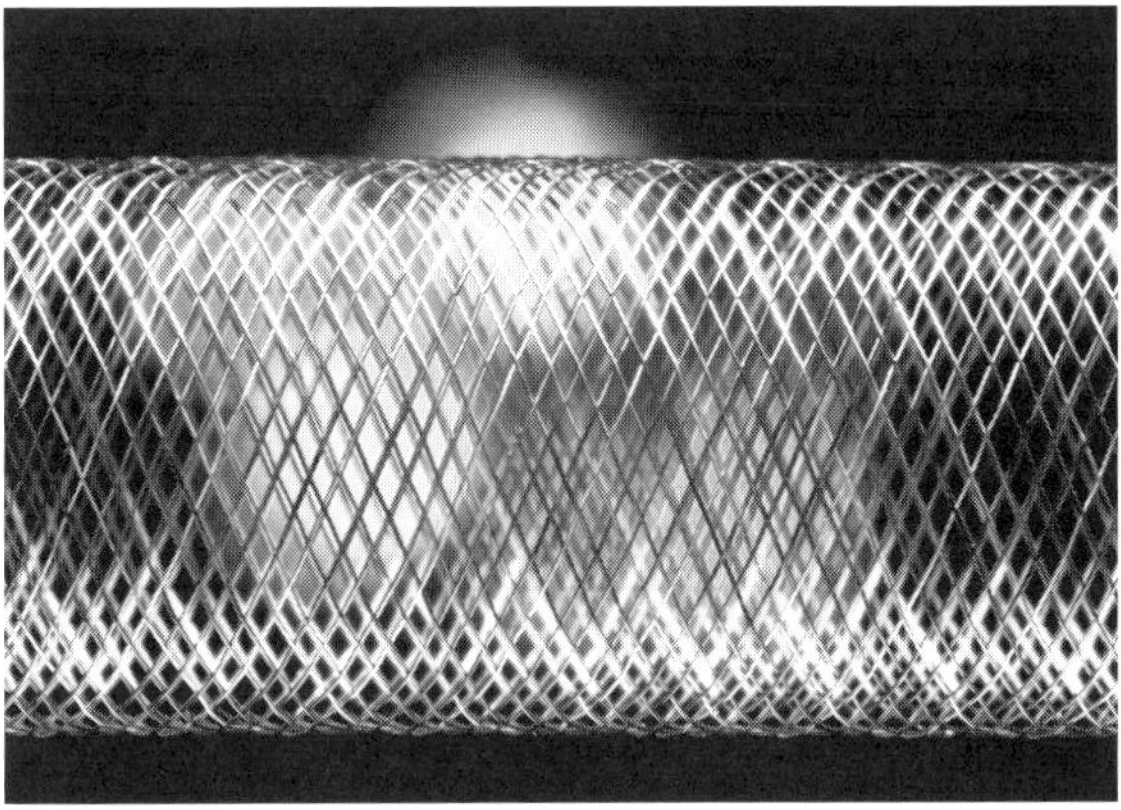

図11　フローダイバーターの拡大画像

ストッキングのように目の細かい新型ステント「フローダイバーター」を脳動脈瘤ができている脳血管内に置く。以前は、ステントを置いた後、コイルを詰めるのがメインの治療だったが、このフローダイバーターは置くだけで治療が終了する。

イクロカテーテルの操作に慣れていますので、なんとかうまく留置できるのですが、少ない症例しか治療したことがない医師にとっては、治療しにくい場合もあると思います。しかし、一定のトレーニングをすれば、使えるようになります。

アメリカの友人も、「１００例以上、この治療法を行なって慣れてくると、自分の手でコントロールしてうまく留置できるようになる」と言っていました。

しかし、今のように限られた医師しかこの治療法ができないという状態ではだめで、もっと多くの専門医ができるようにしなければいけません。そうなってはじめて、この方法が大型脳動脈瘤のスタンダードな治療になるのだと思います。というのも、ひとたび留置に慣れれば、基本的に動脈瘤を触る必要がないため安全だからです。

それに比べると、いままで主流だった脳動脈瘤の中にコイルを詰める方が危険です。ミリ単位でマイクロカテーテルを動かしながら「脳動脈瘤を破るのではないか」という不安を感じながら詰めていくのですが、ある程度コイルが詰まってくると、

「フローダイバーター留置術」の説明②

■新型ステント「フローダイバーター」のデメリット

・完全にふさがるまでに数カ月かかるので、それまでに出血する可能性があるが、最近はその率も減ってきている。
・治療後には破裂する可能性は残る。
・目が細かいステントなので、金属の量が多い。血栓ができやすいので、それが脳の中に流れると、脳梗塞になってしまう。そのため、血栓ができないようにするため、血をさらさらにする薬・抗血栓薬を治療前から一定期間飲む必要がある。
・薬には、副作用があり、薬の作用効き方には個人差がある。効き過ぎると出血し、効かないと血栓ができる。調節が難しい。
・徐々に、データが蓄積されてきたが、まだまだ課題もある。

■保険適用

・直径 10 ミリ以上
・入り口が 4 ミリ以上
・治療できる場所が限られている

現在、1 年間に
クリッピング術　18000 人
コイル塞栓術　　12000 人　計 30000 人
その 5 ～ 10%程度が、フローダイバーター留置術の適用とみられる。2016 年内に国内 22 施設で実施予定。

その中はよく見えないのです。ですから経験が必要です。そして、もし出血したら重度の合併症になるのです。すぐに止血処置が必要になりますし、その後の管理を含め、精神的にもタフさが求められるのです。

一方、新型ステントのフローダイバーターは、本幹《ほんかん》（メインの血管）に置くだけです。5分以内に留置《りゅうち》できてしまうときもあります。治療を始めてすぐ、麻酔科の先生に「終わりました」と言うと、「え？　もう終わったのですか」と慌てられるほど、うまく行くときにはあっけない感じです。

まだ改良の必要あり

吉村　日本では、このフローダイバーターによる治療は始まったばかりですが、普及したら大掛かりな開頭手術は急速に減少すると思います。特に脳神経の圧迫がある内頸動脈の大型・巨大動脈瘤は、フローダイバーターが良いようです。

ただ、これも完璧ではありません。留置が難しいケースもありますし、留置中や留置後に破裂を来たすこともあります。また、脳神経の圧迫症状がかえって悪化することもあるようです。血液をさらさらにする抗血栓薬を一定期間服用する必要がありますが、これによって頭の中や体のどこかに出血を起こすこともあります。

ですからまだまだ問題はあるのですが、これまで治療ができなかった、あるいは非常にハイリスクな場合の新しい選択肢ができたのは良いことです。

ただ、大がかりな開頭手術の技術も残さないと、フローダイバーターが使えないケースのときに最終手段がなくなってしまいます。ですから、若い医師のうち、何人かは大がかりな手術ができる人を育成しておかなければいけません。

新型ステント・フローダイバーターは破裂動脈瘤には使えない⁉

――フローダイバーターが普及すれば、緊急の際に安心だと思います。

吉村　いえ、日本では、フローダイバーターは未破裂動脈瘤にしか承認されていません。欧米では、破裂動脈瘤の緊急治療にも使われていますが、破裂動脈瘤の患者さんは、抗血栓薬（血液を固まらせないようにさらさらにする薬）を事前に飲んでいないことが多いので、治療中や治療後に血栓ができてしまうことが多いのです。しかし、破裂した患者さんはいつ再破裂するか分からないので、そういう薬は飲ませにくいのです。薬を飲ませて、血が止まりにくい状態になって、再出血すると大変なことになってしまうからです。ですから、ステントを置いてから薬を飲ませる、または、直前に飲ませることになります。それでは十分に効いていないことが多いので、破裂脳動脈瘤は合併症が多いのだと思います。

――それでも、患者としては血管内治療の希望は増えていきそうだと思います。

吉村　そうなのです。私としては、切る治療で安全にした方が良い場合には、先ほどお話ししたようにはっきりと申し上げるのですが、自分のところに来る患者さんに対応していると、皆さんが、いかに切らない治療を求めているかということを痛感します。

客観的なデータを見せながら、「あなたは切った方が良い」と言っても、「私は切りたくない。切らずにやってください」と主張されることはまれではありません。「切らない方がリスクが高い」と言っても、「切るのだけは勘弁して欲しい。開頭と言われてから恐怖で夜も寝られない。インターネットで探したら、開頭術の失敗例がありました」となってしまう。

ただ、やはり患者さん自身の気持ちをもっと我々も理解しなければいけないと思います。というのも、先日自分がテレビで紹介されたとき、手術前の患者さんが自宅から出られないぐらい不安だったという取材ビデオを見て、恥ずかしながらショックを受けたのです。私の前では「手術のリスクは受け入れています。治療を受けたいです」と常に前向きで元気そうだった患者さんが、自宅では食べる物も受け付けなかったなんて…。もっと患者さんの気持ちが分かるようにならないといけないですね。

開頭手術とカテーテル治療を比較する大規模臨床データ

――どういう症例に、どちらの治療をした方が良いのか分かってきているのですか？

吉村　破裂してくも膜下出血を起こした動脈瘤については、欧米で大規模な研究が行なわれ、その結果が２００２年に発表されました。この研究はＩＳＡＴと呼ばれています。

実際に脳動脈瘤が破裂して運ばれてきた患者さんをランダムで、クリッピング術かコイル塞栓術《そくせんじゅつ》かに振り分けて治療し、その結果が調査されました。医学的には「ランダム化比較試験」と呼ばれる方法で、もっともバイアスがかからない、真の効果を調べられる方法とされています。

この研究では全体で９５５９人の患者さんが登録され、その中でクリッピング術もコイル塞栓術もどちらの治療法も可能な２１４３人の患者さんを１対１の割合で各治療に振り分けて、調査をしたのです。残りの７４１６人は、明らかにどちらかの治療が有利と判断されたため、この研究からは外されています。例えば、動脈瘤が脳の深い場所にあるので開頭が難しいとか、動脈瘤の形がコイルに向かないとか、そういう場合です。

開頭手術よりカテーテル治療に軍配

吉村　さてこの研究の結果はどうだったでしょうか？　なんとコイルで治療された患者さんたちの方が経過が良かったのです（表12）。この結果に関する情報はあっという間に世界中に広まりました。一方、反論もありました。「この研究では開頭手術の治療成績がかなり悪く、日本での治療成績はもっと良いため、結果が変わってくるのではないか」といったコメントが多く聞かれました。

実は、私たちのように開頭手術もコイル塞栓術も行なうチームでは、この研究結果と同様の印象を持っていました。頭を開けて、脳を触ってクリップを行なった患者さんと、血管内治療で脳にまったく触らずコイルで詰めるだけの患者さんでは理論的に血管内治療の方が有利です。特に、まだ出血したばかりで、腫れ上がった脳

表 12

破裂脳動脈瘤における
コイルとクリップの比較試験：ISAT
International Subarachnoid Aneurysm Trial

発症後１年まではコイルの方が治療成績良好

	クリップ		コイル
症例数	1070		1073
治療完遂	96.4		92.5
障害または死亡*(2ヵ月)	36.4%	有意差あり p<0.001	25.4%
障害または死亡*(1年)	30.6%	有意差あり p=0.0019	23.7%
再出血(>1年)	0		2

血管内治療の方が、１年後の死亡または重大な障害を残した割合が少なかった。死亡または重大な障害を残した割合は、血管内治療群では 23.7%、開頭術群では 30.6% だった。すべてのくも膜下出血で両方の治療ができるわけではないが、血管内治療の方が治療成績は明らかに良い。

に開頭して、手術する場合には、細胞レベルで見ればある程度のダメージは避けられないからです。一方、血管内治療は「脳に触れない」という点が決定的に違います。

軽症のくも膜下出血の患者さんをコイルで治療した場合などは、治療日の夜には食事を普通にして、新聞を読んでいる人もあります。開頭術後ではこんなことはあり得ません。両方の治療を頻繁に行なっていた私たちは、すでに感じていたことなのです。

ですから、私たちはこのＩＳＡＴのデータを見たときに、「ああ、やっぱりそうだな」と思ったのです。同時に、「この研究では術後の観察期間が1年と短いけれど、コイルで治療された患者さんは再発が多いから、最終的な結果はひっくり返るかもしれない」という心配と、「外来で定期的に検査をして、再発を認めた段階で再治療をすれば問題ないのではないか」という考えがありました。

世界的にも再発に注目が高まる中、ＩＳＡＴ研究に登録された患者さんの追跡調

表 13

破裂脳動脈瘤における
コイルとクリップの比較試験：ISAT
International Subarachnoid Aneurysm Trial

	クリップ (769例)		コイル (813例)
日常生活自立	82%	有意差なし	83%
死亡率	14%	有意差あり p=0.03	11%

5年後の生存はコイル群に多かった

Lancet Neurol. 2009:8:427-433

5 年後のクリッピング術とコイル塞栓術の比較試験でも、カテーテル治療による、「コイル塞栓術」の方が生存率が高いことが報告されている。

査が発表されました。登録された２１４３人の患者さんのうち１５８２人（クリッピング群７６９例、コイル群８１３人）の追跡がなされ、その結果、５年後においても、コイルで治療された患者さんたちの群の方が生存率が高かったのです（前頁表13）。

以上から「破裂脳動脈瘤でどちらの治療も可能な場合には、コイルの方が良い」という結論が導かれ、この論争にはほぼ決着がつきました。実際、欧米ではこの研究結果を受けて、どちらも治療可能な場合にはコイル塞栓術が優先されるようになったのです。

２００２年に先ほどのＩＳＡＴ研究が発表されてから、毎年、破裂動脈瘤に対するクリッピング手術は減っていますし、現在も減り続けています（図14）。未破裂動脈瘤に対しては、おそらくＭＲＩなどの診断機器の発達と普及によって診断数自体

図14

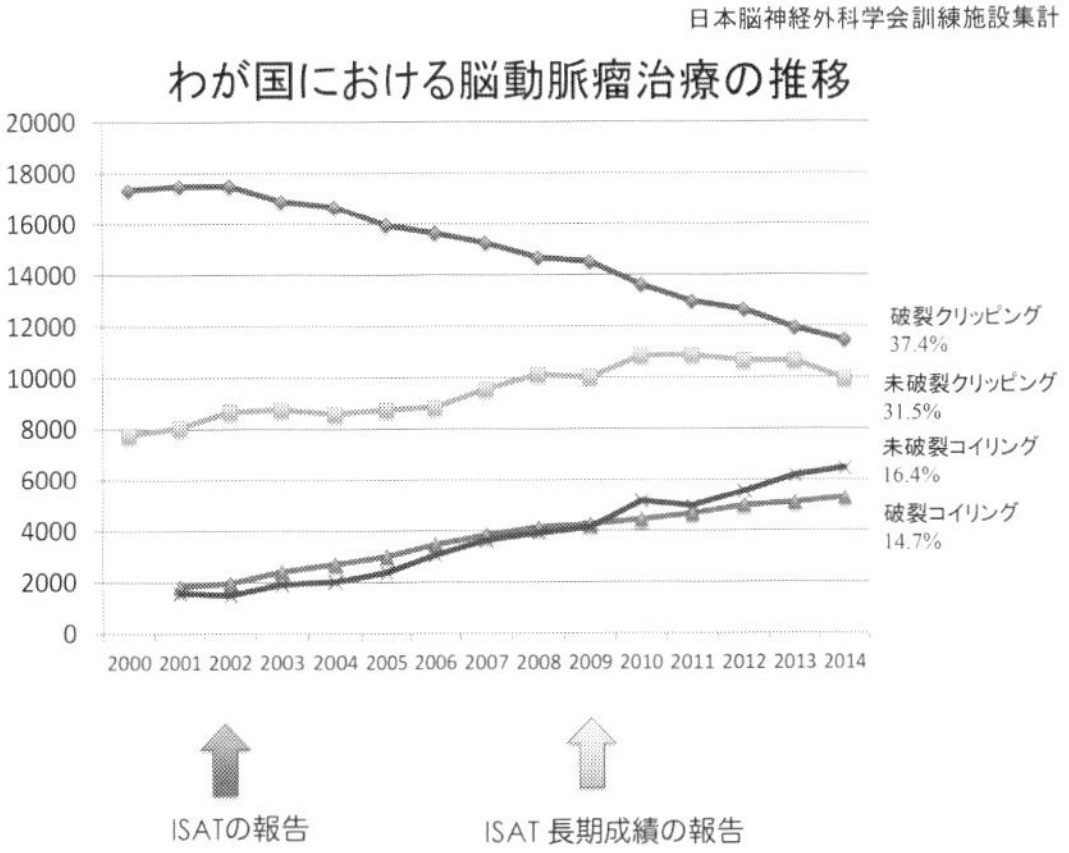

脳外科でも進む低侵襲治療

２００２年にＩＳＡＴ研究が発表されてから、毎年、破裂動脈瘤に対するクリッピング手術は減っており、現在も減り続けている。

未破裂動脈瘤に対しては、おそらくＭＲＩなどの診断機器の発達と普及によって診断数自体が増え、クリッピング手術も増えていたが、これも２０１２年をピークに減り始めた。

が増えていますので、クリッピング手術も増えていましたが、これも2012年をピークに減り始めました。

つまり、開頭手術の方は、破裂動脈瘤についてはには2002年がピーク、未破裂動脈瘤については2012年をピークとして年々治療数が減少しています。一方、血管内治療（カテーテル治療）は、破裂も未破裂も増える一方です。

アメリカではすでに5割以上が血管内治療、ヨーロッパでは7割以上が血管内治療です。日本は先ほどのような事情で、反応はゆっくりですが、確実に変化しています。今後は治療医の世代交代も相俟《あいま》って急速に血管内治療が増えてくると思います。日本でも全体の7割以上が血管内治療になると考えています。

脳梗塞におけるカテーテル治療

――脳の病気で、脳動脈瘤と並んで致命的な病気として、血管が詰まる脳梗塞があります。脳梗塞治療におけるカテーテル治療はどうでしょうか。

吉村　脳梗塞で脳の血管がつまる原因は、以前は日本人では頭の中の血管が細くなって起きる割合が多かったのですが、最近は食事の欧米化で動脈硬化による脳梗塞、つまり頚《くび》の血管が細くなり、そこに血の固まり（血栓）ができて脳梗塞を起こす割合が増えてきました。カテーテル治療である「頚動脈ステント留置術」は、体にメスを入れることなく、局所麻酔のみで血管の細いところを広げることができます。

日本国内でも、２００８年の春からは正式に認可された方法です。

頸動脈が高度に細くなった患者さんが治療の対象となります。

脳梗塞の既往（病歴）がある方はもちろん、既往のない方も狭窄度《きょうさくど》が高い場合にはこの治療法を受けた方が良い場合があります。

治療では、まず足の付け根からカテーテルを入れ、頸動脈まで誘導します。その後、細い部分を風船（バルーン）で広げ、ステントという金属の網の筒を留置します。治療中にできる血管の破片などが頭の中に流れないようにブロックしながら治療を行なうことが重要で、最近ではバルーン型とフィルター型を中心として治療を行なっています（図15）。

実際に治療を行なった患者さんの写真を示します（図16）。細くなった頸動脈を風船（バルーン）で広げて、ステントを留置することで血管は良好に拡張しました。治療後は通常3〜5日ほどで退院となります。

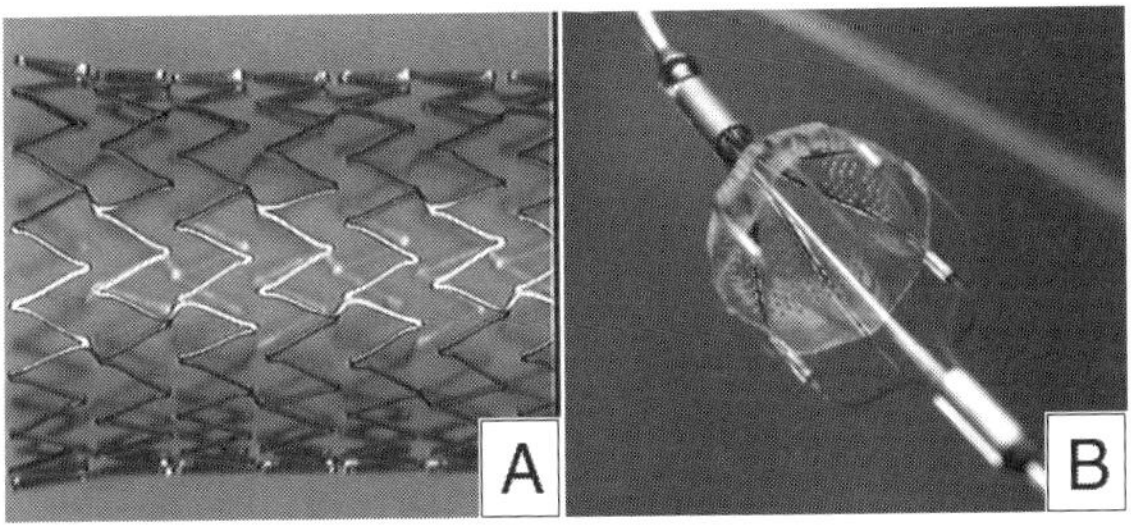

図15　ステントとフィルター

細い血管をバルーンで広げ、ステントという金属の網の筒（A）を留置する。治療中にできる血管の破片などが頭の中に流れないようにブロックしながら治療を行なうことが重要で、バルーン型とフィルター型を中心として治療を行なっている（B）。

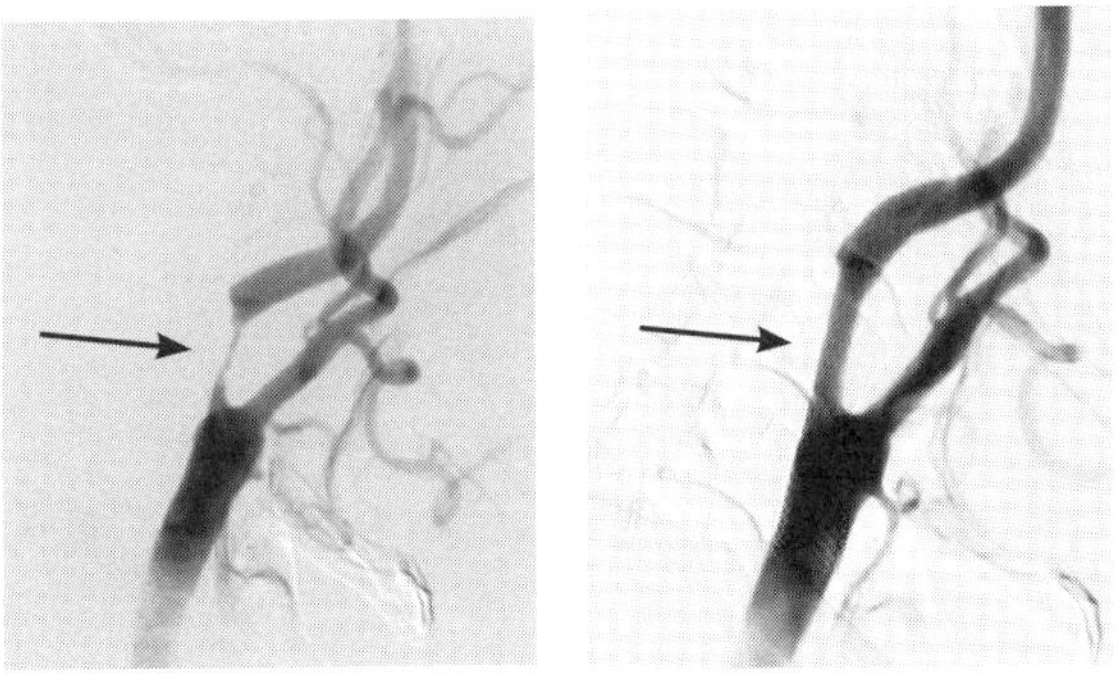

図16　頚動脈の治療例

実際に治療を行なった患者の治療例。

細くなった頚動脈をバルーンで広げて、ステントを留置することで血管は良好に拡張し、治療後は通常3〜5日ほどで退院となった。

患者が知っておくべきこと

治療の利点と難点の両方を知る

――どちらの治療が良いのか、そのリスクを説明されても患者はなかなか判断ができないと思います。

吉村　そうですね。しかし、脳外科の専門医と本人そして家族でじっくりと時間を取って話し合えば、分かって頂けることがほとんどです。一方、自分自身の以前の反省も込めて、気をつけて頂きたいこともあります。例えば、カテーテル治療を専門とする先生はカテーテル治療を、外科手術を専門とする先生は外科治療を勧める傾向があるのです。現在でも、片方の治療しか説明されなかったと私のセカンドオピニオン外来を受診してくる人が後を絶ちません。

どの医師も「自分が治してあげたい」ということが原点ですので、外科医としてその気持ちはとてもよく分かります。自分も以前、血管内治療に偏《かたよ》った説明をしていた時期がありました。それに、医師はちゃんと説明していても、患者さんの方が動脈瘤が見つかったことがショックでうまく説明が理解できなかったり、何より開頭が怖くて理解できないというケースがあると思います。

しかし、最近、「開頭手術を勧められたが、先生なら血管内治療でできないか？」という患者さんが増加しています。動脈瘤の入り口が狭くて、安全に血管内治療ができるのに、開頭手術しか説明されなかったケースもあるようですので、そのような場合にはお役に立てると思います。また、「血管内治療は歴史がない」という説明で開頭術を勧められることもあるようですが、コイル塞栓術はすでに15年以上の歴史がありますし、術後、長期になるほど再発が少ないことも分かってきています。

患者さんたちには、ぜひ両方の治療法の良いところと悪いところを知った上で治療法を決めてもらいたいと思います。

自分の専門領域以外の判断については専門家に任せるべき

――開頭手術か血管内治療（カテーテル治療）かどちらかに重心が偏っていると、判断が自分の得意な方に偏りませんか？

吉村　正直なところ、実はそういうことはとても多いのです。

最初に開頭手術が得意な外科医を受診した患者さんで、次のようなケースがありました。

私の外来に、紹介状なしで検査結果を持参した患者さんが受診しに来ました。私はそれを見て、「この動脈瘤は、カテーテル治療の方が安全です」とお話ししました。

すると、患者さんは絶句してしまいました。そして「本当にカテーテルで治療できるんですか?」と言うのです。私は何かを見落としたかもしれないと思い、焦りました。もう一度画像を見て、「どこかに血管の枝があったかな、あるいは造影剤の使えない持病でもあったか?」と。しかし、やはり特別な異常はありません。もう一度患者さんの方を振り返って、「やっぱり、カテーテル治療の方が安全だと思います」と伝えました。そうすると、患者さんは、「前の病院でどちらの方法でも治療できないと言われました」と言うのです。

私は再度、「その病院は、カテーテル治療もしていますか? しているなら、まずカテーテルで治療ができるはずです」と伝えると、その説明をしたのは開頭手術を担当する先生で、「血管内治療は他施設から来てもらって行なっているが、あなたの動脈瘤は外科手術も血管内治療もできない」と説明されたということでした。

開頭か血管内治療かについての判定が、片方の治療しかしていない医師では偏ってしまうという典型例です。

医師の世界では「後医は名医」という言葉があります。「最初の情報が少ない医師よりも、ある程度時間が経過して検査がそろい、しかも経過を知った後で診る医師の方が有利なので、正確な診断を下しやすい」ことを指します。このため、医師に成り立ての頃、先輩の医師に「前医の顔を潰すようなことはなるべくしないように」と指導を受けました。これは現在でも後輩に指導しています。自分たちも毎日同じような状況で初診をしているのですから。

ですから、このような場合には、私は前の施設の先生の意見をなるべく尊重しながらオブラートに包んで、「その先生のおっしゃるのも、もっともですが、開頭しない方法でも治療はできますよ」というニュアンスで伝えるようにしています。

こういった対応でご納得頂けることがほとんどですが、正直なところ、自分の専門外の治療手技については、「治療できない」とまでは言わないで頂きたいと思います。患者さんの選択肢を潰すことになるからです。やはり、「その治療の専門家にかかってみて、意見を聞いてください」と言うべきだと思うのです。「治療できません」と言ってしまうと、患者さんは、その医師がその治療の専門家かどうかにかかわらず、多くの場合、絶望してしまって、次を探す気力がなくなってしまうのです。実際、こういうケースはかなり多いのです。

逆に、血管内治療を専門とする先生から「頭を大きく開ける手術なんて、危ないからやらない方が良いですよ」と言われたという方もありました。画像を見ると、開頭手術なら非常に安全に治療できる症例です。本人は頭を開けるのは危険だと思い込んでしまって、あちこちの病院で血管内治療を希望するものの、どこでも「無理です」と言われて、悩んで悩んで、私のところに来ました。「私も血管内治療は危ないと思いますよ。むしろ切ったら本当に安全に治療できますけど」と言っても、疑いの眼で見られたりします。
このようなケースがありますので、両方の治療をする医師のセカンド・オピニオンを受けると良いと思います。

脳動脈瘤の破裂リスクと手術するリスクを検討

——未破裂脳動脈瘤の危険度は、どの程度なのですか。

吉村　そもそも脳動脈瘤の手術自体にリスクがありますから、破裂率が高い人を対象にしないと、リスクに見合いません。ではどのくらいの確率で脳動脈瘤は破裂するのでしょうか？　全体では年間1％ぐらいなのです（表17）。サイズが大きい動脈瘤はこれよりも高くなりますし、小さいものはこれよりも低くなります。場所によっても破裂率が違います。前交通動脈《ぜんこうつうどうみゃく》や内頸動脈《ないけいどうみゃく》と後交通動脈《こうこうつうどうみゃく》の分岐部、脳底動脈《のうていどうみゃく》な

表 17　脳動脈瘤の破裂の危険性（%／年）

部位	7ミリ未満	7ミリ以上	計
中大脳動脈瘤	0.25	2.57	0.67
前交通動脈	0.85	3.28	1.31
後交通動脈以外の内頸動脈	0.10	1.37	0.31
後交通動脈	0.58	4.99	1.73
脳底動脈	0.30	3.71	1.49
椎骨動脈	0	1.81	0.84
総計	0.40	3.01	0.95

特に大きさは重要で、動脈瘤が大きくなるにつれて破裂率は高くなることが判明した。最大径3ないし4ミリの小型動脈瘤を基準にすると、7ないし9ミリで3.4倍、10ないし24ミリで9倍、25ミリ以上の大型動脈瘤で76倍と破裂率は極めて高くなる。

単純に、何ミリになれば危ないと境界を引くのは不正確で、場所や形状などの条件によっては小さい動脈瘤でも破裂することが明らかになった。

最大径7ミリ未満の動脈瘤に関しては、特定の場所（前交通、後交通動脈瘤）や不整形のものを除くと破裂率は低く、予防的治療の適応は慎重に検討する必要があるということもわかる。

（UCAS Japan 日本未破裂脳動脈瘤悉皆調査より）

どは破裂しやすい場所です。日本の調査でそれぞれの場所と大きさごとの年間破裂率が報告されています。よくある10ミリ未満の動脈瘤の場合、年間破裂率はとても低いのです。

しかし、これは1年間の数値ですから、その患者さんの余命を考慮しなくてはなりません。というのもひとたび脳動脈瘤が破裂してしまうと、社会復帰の可能性は3分の1くらいしかないからです。残りの3分の2は後遺症か死亡ということになるのです。特に、重度の後遺症が残った場合には、自分だけでなく周囲の人に負担がかかります。自分も父親の最期を自宅で介護しましたが、本当に大変でした。増加する介護の負担は、社会問題にもなっています。

一方で手術による後遺症・死亡リスクは、全国データでは5〜6％とされています。私たちのチームはさまざまな努力をして1％を切っていますが、どんなに頑張ってもゼロにはなりません。最近は大型動脈瘤や難しい動脈瘤の患者さんの紹介が増

図 18

手術するかどうかの判断基準

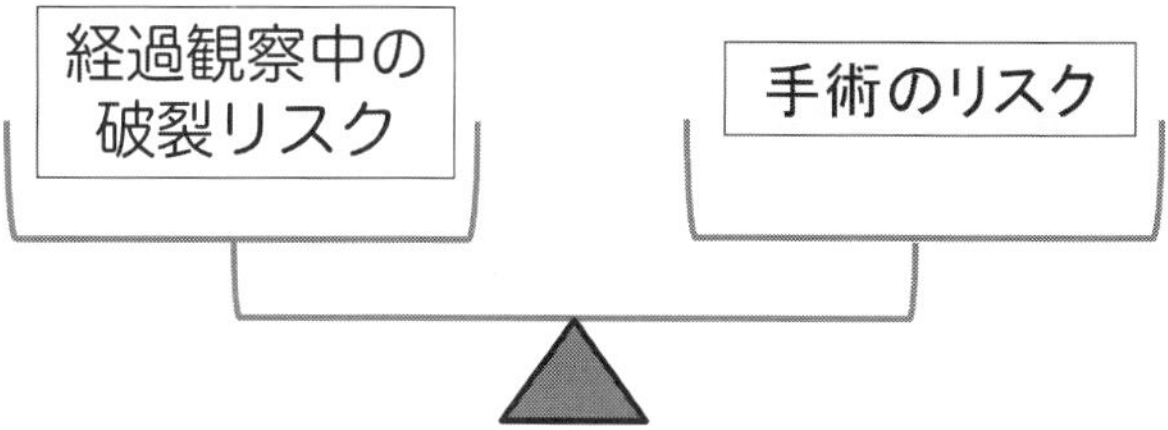

動脈瘤の大きさ・場所・形、
患者さんの年齢・全身状態から総合的に判断し、
家族の方と話し合って決定する

えていることも理由ですが、そもそも生身の体を切ったり、異物を入れたりする治療ですから100%成功し続けることはあり得ないのです。

このようなことからマスコミの方には、絶対に「神の手」とは言わないでくださいとお願いしています。私たちの施設でももちろん合併症があります。

治療をするかどうかは、脳動脈瘤が破裂する確率と手術リスクを天秤にかけて考えます（前頁図18）。生涯の想定破裂率が手術リスクより高い場合に手術を行なうメリットがあります。未来のことなので正確には分かりませんが、複数の統計データを元に判断しています。生涯破裂率と手術のリスクが同じくらいの場合や、逆転するような場合（リスクの方が大きい場合）は、手術は行なわず様子を見るように勧めます。それでも、「手術をして欲しい」という患者さんもいますので、そのような場合にはご家族とともにじっくりと話し合うようにしています。

未破裂動脈瘤のリスクをどう考えるか

吉村　現代の医学の限りを尽くすと命は助けられるかもしれないが、寝たきりになる可能性が高い場合には悩みも生じます。

脳卒中で寝たきりにならないよう、自分たちで予防するしかないのです。だから、「脳ドックで動脈瘤などを見つけて、先に治療しよう」という流れが出てきたのです。

脳卒中は、倒れた本人だけでなく、家族まで巻き込んでしまうのです。

ですから私は、本人が手術を希望された場合、「今度は、必ず家族と一緒に来てください」と言います。「私は、関西だけでなく、関東、中部でも外来をしていますから、ぜひ日程を合わせて、ご家族と来てください」と。

今日（土曜日）の診療だけでも、20人の患者さんに病状の説明をしました。図や動画を使いながら説明をして、「どうするかじっくり考えてください」と伝えます。その結果、手術を選ぶ患者さんもいますし、様子を見たいという患者さんもいます。未来のことは誰にも分かりませんから、皆さんで話し合ったのならそれで良いのだと思います。ただし、「脳動脈瘤は大きくなることがあって、その場合には非常に破裂率が高くなるので、定期検査だけは受けるように」と勧めています。

このように、未破裂動脈瘤の場合は、事前の検査と説明に多くの労力をかけています。

――患者はいつ破裂するか分からないと言われると、それが確率として低かったとしても、すごく気になります。今後、どんどん技術が発達するのなら、もう少し待っても良いのかなとも思います。

吉村 そうですね。数年前までは、日本で、この最新治療のフローダイバーターはできませんでしたし、今でも多くの病院ではできませんから。

――もう少し経つと、もっと良いステントが出てくるのでしょうか？

吉村　治療の効果が証明されるまでには時間がかかりますし、大型動脈瘤の人は破裂しやすいので、そんなに待てないのです。

小さ目のこぶの人は、もう少し待つのも手ですけれど、しかし、それをうかつに言ってしまって、もし動脈瘤が破裂したら取り返しがつきません。ですからそれは責任が重い話なのです。

高齢の患者さんは5年単位で要検討

吉村　70代後半から80代の患者さんには、本人を前にしてどの程度の余命と想定するかということを迷います。そこで高齢の方には、「今後5年間の確率を考えませんか」と伝えています。

つまり、例えば年間破裂率が1%〜2%の患者さんの場合、今後5年間で動脈瘤が破裂する確率は、単純計算では1%〜2%の5倍ですが、実際には5%〜10%より低いと考えられています。そうなると、治療の合併症率が全国平均では最低でも2%〜3%ですので、治療するのとしないのとで差が小さいのです。このようなことから、ご高齢の方では様子を見ることが多いのです。というのは年齢や余命に関してはとらえ方が人それぞれで、80歳を大きく超えていても、「ぜひ手術をしてくださ い」ということもあるのです。もちろん「もう歳なので、様子を見ます」という方も多くいらっしゃいますが。

とにかく自分たちが、知りうる範囲の正直なデータをそのまま出して、あとは、もし手術を選ばれたのなら、なるべく良い結果が出るように、全力で頑張ります、というスタンスです。

例えば、ある患者さんの未破裂動脈瘤が「生涯に10%の確率で破裂する」とします。不安になりますよね？　しかしそれはすなわち、「放っておいても9割は破裂せずに人生を全うできる」のと同じことです。伝え方でもずいぶん印象が違うと思います。患者さんのご不安はもちろん重要な問題ですが、こういった計算上の数値も重要です。想定破裂率が極めて低い患者さんの不安を消すために行なう手術のリスクがそれより高いとしたら、微妙な話になるのです。

手術しない患者さんでも家族の人に説明を同席してもらう

吉村　以前、こんな患者さんがいました。「私は手術やカテーテル治療はしません。一切しないと決めていますから」というので、「ご主人、それで良いですか？」と聞くと、旦那さんも「こいつがそう言うなら」と言われました。

しかし、なんと2週間後、その患者さんがくも膜下出血を起こして運ばれてきたのです。救急部に行くと息子さんたちが来ていて、私は胸ぐらをつかまれて、「お前だろう、診たのは！　どういう説明をしたんだ？」と言われました。

その息子さんは、「動脈瘤が破裂するなんて聞いていない！　母さんは大丈夫だと言っていた」と言うのです。

私が「いえ、説明はしています」と言っても、息子さんは怒りが収まらないのです。カルテを見せて、「このように説明しています」と話しました。私は、カルテに、患者さんに説明して話したことをすべて書いてあるので、「破裂のリスクも承知したと、しかし、自分の人生だから、好きにさせて欲しいと言われました」と伝えました。

それを聞いた息子さんは、「ああ、そういうことだったのか。でも、それは伝えて欲しかった。そうしたら手術を受けさせていましたよ」と言われました。

私は、患者さんとご主人に、「診断の結果と自分の方針を家族の方には伝えてください」と言ったのですが、患者さんは息子さんに気を遣って、私が話したことを伝えていなかったのです。息子さんたちに心配させたくなかったのでしょう。

家族の方に必ず相談してくださいと、紙に書いて渡しているのですが、ご主人と二人だけの話にして、息子さんには話さなかったのです。それが、運悪く受診した2週間後に、バーンと破裂してしまったのです。

それから私は、様子を見る場合でも、説明のときには必ず息子さん、娘さんたちを連れてきてもらうようにしています。

もし寝たきりになったら、治療費をずっと払い続ける必要が出てくるわけです。そうなると「なんでこんなことになったのか？　それは診断した医者がちゃんと説明してくれなかったからだ」ということになるのです。ですから必ず家族同席で説明をするようにしています。そして必ず、「ご家族の皆さんで相談してください」と言います。その結果、本人が嫌がっているけれど、家族が説得したというケースもあれば、いや、本人が言う通り、高齢なので手術は止めて、何かあったら家族が面倒みますと言われる方、人それぞれです。

医師がすべての情報を伝えることは、大切なことです。患者さんに伝えたことは、すべて記録して、患者さんとお互いに共有します。

死への恐怖が予防医療に向かわせる

――リスクという意味では、例えば、アメリカの女優、アンジェリーナ・ジョリーは、遺伝的なリスクがあるということで、発癌するまえに乳房などを取ってしまい話題になりました。

吉村　それだけ死ぬのが怖いので、とことん先のことまで予防してしまおうということではないでしょうか。最近は遺伝子検査で、ある種の癌はかなり発症率が分かるようになってきたので、なんとか予防したいということなのだと思います。乳癌の場合、乳腺を取って、人工物を入れてしまえば見た目にもあまり分からないし、発癌予防になるということです。

それにしてもすごい時代になりましたね。遺伝子検査によって命を守ることができるようになってきたのはいいのですが、倫理的な問題が出てきそうです。未破裂動脈瘤の予防治療も、ある意味これに近いです。発症前に手術で治療してしまおうということですから。この治療に関しては、日本がもっとも盛んなのではないかと思います。ＭＲＩの台数が圧倒的に世界一ですから診断数も多いのです。それに欧米よりも破裂しやすいというデータが出ています。ただ、欧米でも、未破裂の治療が増えてきているそうです。

死の恐怖に、国や人種は関係ないと思います。私は誰でも死は恐いと思います。

それを実感したエピソードを紹介します。

ある患者さんが夫婦で外来に来られて、「他の病院の診断で、もう手術できないということは十分納得しています。しかし、一応先生の意見を聞けと家族がうるさいので来ました。私はもう自然にしていくつもりなのですけど」と来られました。私の外来には他院で治療困難と判断された方が多いので、治療を希望しない人は珍しくないのですが、ここまではっきりと宣言する人は多くありません。それでもせっかく来られたので、私は検査結果をじっくり見て、「確かに開頭は危険が大きすぎますが、血管内治療はできます。フローダイバーターは適応ではありませんが、ステントとコイルで脳動脈瘤を詰めて、再発の場合は…」と言ったところで、パッと患者さんを見たら、じわっと涙を浮かべられていて、その後、「本当ですか、本当に治療できるのですか?」とワーと号泣されて…。

それまでは、「私は治療なんて考えていません!」と何度も言われるものですから、本当にご主人に説得されていやいや来られたのかなと思っていたのです。でも、そんな気丈なことを言われていましたけれど、やはり死の恐怖にギリギリの精神状態で耐えていたのでしょう。ご夫婦お二人とも泣かれるので、私も貰い泣きしてしまいました。そして「私の持てる力で精一杯やりますから、まず検査して、頑張りましょう」と言いました。

大型・巨大動脈瘤は破裂率が高いものの治療もハイリスクなことが多くて、どの病院に行っても「治療が難しい」とか「治療で寝たきりになるかもしれない」と言われることが多いのですが、これは仕方がないことです。そのため本人は、「いつ破裂して死んでしまうか分からない」という恐怖感で、攻撃的になったり鬱病のようになったりします。ただ、治療が成功すると皆さん別人のように元気になられます。これは、私がもっとも喜びを感じる瞬間です。死の恐怖は、年齢や環境によらず、皆さん一緒なのだと思います。

運ばれた病院で受ける手術が違ってくる

――もし動脈瘤が破裂してしまった場合の治療は、どうされるのですか？

吉村 それは、場所と大きさによって違いますが、前述のように両方の治療ができるなら、コイル塞栓術の方が良いのです。しかし日本ではまだ、全例クリップで対応する施設もあります。その施設に血管内治療医がいない、あるいは不在であれば、開頭術を適応するしかないのだと思います。ただ、長期的には科学的データに基づいて、徐々に血管内治療も導入していくべきでしょう。

深夜の救急で、開頭手術が得意な人はいるけれど、血管内手術はまだ新人が一人くらいしかいないという病院であれば、安全なのは開頭手術なのです。破裂した場合には、運ばれた病院に任せるのが良いと思います。

くも膜下出血について

――くも膜下出血で、ほとんど意識がないという人にも、血管内手術ですか？

吉村　はい、そうです。そちらの方が良いのです。脳の中は、もう血液でパンパンに腫れているのですから、圧の上がった脳を触る開頭手術は、ダメージを加えることになります。

――脳梗塞のように「何時間以内に対応しないといけない」ということはありますか？

吉村　くも膜下出血の場合は、それはないです。発症後6時間以内の再破裂が多いので、早めが良いのですが、それが1日以内に再破裂する確率は6％程度といわれています。ですから、夜中に不十分な体制で手術するよりは、体制が整うまで待ってからの方が良いという状況もあり得ます。体制がすぐに整うなら早い方が良いのですが。

それでも手術を翌日まで待つケースなどもあります。それは、その施設ですぐに対応できないときです。動脈瘤が大きいとか、深い部位だとか、治療医がいないとか、事情がある場合です。そういうときは、現在の病院でも私が帰ってから手術することもあります。ただ、うちの科は、手術経験が多い医師が何人もいます。脳血管内治療の専門医は5名も常駐しているので、彼らがすぐに緊急オペをするケースの方が圧倒的に多いのです。

きめ細かい術前チェックが必要

吉村　例えば、未破裂動脈瘤の手術の前には、血管内にステントを置くわけですから、血栓ができないように患者さんに抗血栓薬を飲んでもらうわけですが、その効果にはかなり個人差があるのです。

抗血栓薬は何種類かありますが、まったく効かない人がこのような異物を血管に入れたら、一発で詰まってしまうのです。私は、ちゃんと薬が効いているという検査のデータがなければ、手術しません。そういう細かいところをちゃんと丁寧に対応しているので、トラブルが少なくなるのです。決して、「神の手」というわけではありません。

データを取っていますから、この人は薬がまったく効いていないと分かったら、「これは良くない、手術を延期します」と言います。患者さんからは、「え〜、今日のつもりだったのに」と言われますが、新しい薬を追加して、血液がサラサラになっていることを確認してから手術します。

そういう一つ一つのデータをチェックしていますが、こういう検査をする機械もない病院で、多分、効いているだろうという予想に基づいて治療をしていたら、成績は悪くなると思います。術前にちゃんと、患者さんの体の環境を整えて、その上で技術があるから、良い手術成績になるわけです。

私は患者さんが一人でも悪くなったら、夜も眠れなくなってしまいます。

異物を脳内に入れる危険性について

——特に若い患者さんは、コイルやクリッピングも含めて、金属の異物が何十年も脳の中に入っていて大丈夫なのかと心配になると思いますが、この点はどうでしょうか。

吉村　私は、コイル塞栓術には本当に初期の頃から20年以上、ずっと携わっています。当初、学会でコイル塞栓術の経験を報告すると、「こんなものを入れるだけで大丈夫なのか、長期の安全性が保たれるのか？」と、厳しい質問を受けていました。確かに初期は再発が多かったですし、長期成績が不明でしたので、それが最大の弱点だったのです。

しかし、新しい治療機器としてバルーンやステントが出てきて塞栓率が上がりましたし、世界中で実際に治療を受けた膨大な数の患者さんたちの経過が良かったことから、最近では何も言われなくなりました。一方、ステントは心臓を含め他の血管でたくさん使われているので、そういった議論はありませんでした。

新型ステントのフローダイバーターに関しては、まだ長期データがありませんが、素材としては金属ですから、他のステントと大差ないように思います。半年から1年経つと、人の体は異物を取り囲んで覆い隠そうとします。血管の中に留置したばかりのステントは、血管の壁の上に乗っかっただけの状態で、ミクロのレベルで見れば少し浮いているのですが、不思議なもので徐々にその周囲の血管の壁の細胞が増殖してきて、ステントの一本一本をおおうように半透明な薄い膜が張るのです。

膜が十分に張って、金属を完全に覆い隠してしまい、表面がツルツルになると、もう抗血栓薬が要らなくなるのです。

実際にステントを留置した血管の中を内視鏡で見ると、半年くらいできれいに膜が張っています。そうなってしまえば、内服薬を中止できるのだろうと思います。これはフローダイバーターでも同じだと思います。

しかし、分岐している血管にステントを留置した場合は、話が別です。ステントの一部は血管の中に浮いていますから、膜は張りません。抗血栓薬のうち、一つくらいは継続する必要があるのです。

——頭に金属のステントが入っていて、MRI検査も問題なく受けられますか。

吉村　これらのコイルやステントはＭＲＩ検査ができる素材で作られています。ですから大丈夫です。ただ、ステントやフローダイバーターの内側はＭＲＩでは見えにくなります。ですからステント内の状態を詳細に調べたい場合にはカテーテル検査が必要となります。また、ＭＲＩは良いのですが、ＣＴではコイルが強く光ってしまい、周囲が見えにくくなってしまいます。医学的にはこれをアーチファクトと言います。このため、むしろＭＲＩの方が良いのです。

一方、最近のクリップはチタン製なので、ＣＴもＭＲＩも可能です。しかしＭＲＩでは血管が見えにくくなりますので、クリップの状態は造影ＣＴで確認します。血管内治療も開頭術も、術後のＣＴやＭＲＩは可能なのです。

脳腫瘍と脳血管の治療では医師が分かれる

――脳腫瘍と血管系の治療の方とは、医師が分かれるのでしょうか？

吉村　分かれますね。日本は、脳外科の治療体制がセンター化されていないので、患者さんが小さな病院にも分散するのですが、脳腫瘍については、大学病院がセンターの役目を負うことが多いです。

なぜなら悪性脳腫瘍は、予後（経過）が不良だからです。治療しても、最終的には亡くなっていく方が多いので、普通の病院は尻込みすることが多いのです。「あそこの病院に入院したけど、結局ダメだった」と評価されがちなのです。しかし、これまで自分が在籍した大学病院では、さまざまな治療法を組み合わせた集学的治療をすることで、本来の予後よりはるかに経過が良い患者さんが多かったと思います。

市中の病院は、予後不良で治療が難しい患者さんは大学病院に送って、治療で良くなる患者さんを治療したいわけです。それこそが自然な流れなのだと思います。また、クリニックでは外来診察と処方ぐらいのところが多くて、いわゆる「脳外科的」な治療はしません。中には、ガンマナイフ治療だけをやるクリニックもありますが、放射線を当てるだけですから、急変することはまずないのです。ですから大学病院では脳腫瘍、特に悪性脳腫瘍の患者さんが多いのです。予後不良の患者さんを専門として熱心に診療する先生たちには本当に頭が下がります。

海外との比較と今後の展望

海外と日本の専門領域の違い

――破裂脳動脈瘤では開頭するクリッピングより、開頭しないで治療できるコイルの方が良いことが分かったのに、なぜすぐに切り替わらないのでしょうか？

吉村　それは開頭手術と血管内治療が、まったく違う治療技術だからです。

クリッピングは、皮膚を切って、骨を開けて、顕微鏡を見ながら行なう外科手術です。一方、コイル塞栓術は、血管に管を入れて治療するカテーテル治療です。

心臓の場合は、開胸手術は心臓外科医が行ない、カテーテル治療は循環器内科が行ないます。外科と内科とはっきり分かれていますから、両方を行なう医師はまずいません。この点、脳に関しても海外では同じような状況にあるのです。つまり、開頭手術は脳神経外科医が、血管内治療は放射線科医が行なっていたのです。どうして放射線治療医が脳のカテーテル治療を行なうかというと、カテーテル治療は放射線画像を確認しながら血管撮影室で行なう治療だからです。

しかし、日本では開頭手術も血管内治療も脳神経外科医が行なっているのです。これは世界的にも高く評価されるようになりました。ただ、昔は脳のカテーテル治療の数はとても少なかったですし、脳神経外科医は開頭手術だけでも極めて忙しく、当時、効果も不明だったカテーテル治療まで手が回らなかったのだと思います。最近になって有効性が証明されたため、一気に症例数が増加してきましたが、まったく違う治療法なので、当時の若い医師しか、なかなか開始できなかったのです。

ただし、脳動脈瘤をはじめとして、脳血管障害全体にカテーテル治療が増加してきたことで、海外も変わりつつあります。というのも、海外では患者さんの数や手術数、治療費、病院への貢献度によってベッド数や医師数が割り当てられるので、開頭だけしか行なっていないと手術数が減少してしまい、科が縮小していってしまうのです。科学的な証明をきっかけに、企業もどんどん器具を開発しますし、世の中の関心もカテーテル治療に移り、その伸びを抑えられなくなったのです。こういったことから、血管内治療を手がける脳神経外科医が世界的にも増加しているのです。

世の流れとして、医療はどんどんカテーテル治療の方向に移行していますから、当然と言えば当然のことです。以前は大きくお腹を開けていた手術が、今は小さな傷から挿入した腹腔鏡で画面を見ながら行なう低侵襲手術に変わりつつあります。患者さんがそういった治療を求めていますし、高齢化も追い打ちをかけています。企業も巨大市場である脳のカテーテル治療を放っておくはずがありません。器具は年々新しく、質の良いものに変わっていきます。

ちなみに、アメリカのガイドラインでは「両方の治療法を説明すること」と記載されています。もし医師の説明に納得がいかない場合には、インターネットで不確実な情報に頼るよりも、別の専門医に第二の意見（セカンドオピニオン）を求める方が良いように思います。

欧州には開頭手術ができる医師がいないエリアもある

――今後は、カテーテル治療しかできない医者ばかり増えてしまうということはないでしょうか？

吉村　それはあり得ます。例えば、ヨーロッパ。特に先ほどのＩＳＡＴを中心になって行なったイギリスのドクターからすごい話を聞きました。なんでもコイル塞栓術では対応できない症例があり、その病院には開頭手術ができる医師がいなかったので周辺を当たったところ、なんとその市内には開頭手術に対応できる病院がなくて、隣の市まで運んだそうなのです。ちょっと行き過ぎのような気もします。

心臓外科が、そういった状況になりつつありますね。ほとんどカテーテルで治療してしまって、開胸してバイパス手術を行なう心臓外科医が不在のエリアが増えてきているようです。脳の方も、いずれそうなるのかもしれません。

これからは、カテーテル治療がさらに増えてきますので、そちらをメインにする医師が、増えていくのだと思います。これは、もう時代の流れです。しかし、100％の患者さんにカテーテル治療では完遂《かんすい》できませんから、難しいケースを開頭で手術する医師も必要です。クリッピング術をする医師が各エリアに1人か2人は必要だと思います。

他の国に比べて日本は医療面で恵まれている

――くも膜下出血で倒れて、ほとんどもうダメという状態で、病院に運ばれてくる患者さんもいると思いますが、それは、どの程度ですか？

吉村　即死するケースは、15％くらいと言われてきました。ただ日本は、くも膜下出血の救命率が世界一高いことが報告されています。死亡率はすごく少なくて、他の国に比べると、全体に良い方向にシフトしていますが、社会復帰率がすごく高いかというと、そうでもなくて、後遺症率も高くなっています。

これは救急隊と日本全国の病院の実力を示しています。日本は平均レベルがすごく高いのです。国土も狭いし、発展した国なので、心臓や呼吸が止まっても見事に蘇生させて、病院に連れてきます。そして運ばれた病院でも一定以上の治療が行なわれる。すごいことです。ただそれでも、発症時に重症な人は、脳がダメージを受けていますから、何らかの後遺症が残ってしまいます。

そして日本は依然として他のアジアと比べて裕福ですし、国民皆保険制度《こくみんかいほけんせいど》が敷かれているので、ずっとケアできるのです。重度の障害であってもです。だんだん医療保険制度が厳しくなっていると言われていますが、それでも、他国と比べると余裕があると思います。

アメリカなどの場合、植物状態の人は日本に比べて、すごく少ないようです。治療を途中で止めてしまうのです。アメリカに留学しているときに、見学したことがあるのですが、救急にくも膜下出血の重症患者さんが来て、極めて厳しい状態でした。

医師は「重度のくも膜下出血です。手術を行なっても亡くなるか重度の障害が残る確率がすごく高い。普通の生活に戻る可能性は、極めて少ない。障害者になったらケアの治療費は、どこまでかかるか分からない。どうする？」と説明していました。するると、患者さんの奥さんは家族と相談して、「手術は受けない」と言いました。若い患者さんだったので、私は正直、ショックを受けました。

ただこれは、アメリカ人がドライだから、ということではないのだと思います。日本みたいに国民皆保険制度ではないので、長期に高額の医療費が発生すると家庭が崩壊してしまいます。奥さんは子供を連れていましたし、親御さんも来ていましたから、皆で相談した上でのことです。アメリカには、日本みたいに安くカバーできる保険がない。良い保険に入っている人はいざ知らず、保険がない状況で寝たきりになると残された家族に莫大な医療費が降りかかるわけです。その確率が高いことを考えての苦渋の決断だったのだと思います。

日本でも、「とにかく命だけでも助けて欲しい」という気持ちがあっても、それによって莫大な医療費を負担することになったらどうでしょうか？　欧米との生死観の違いというのもあるとは思いますが、日本の寝たきり率が高いのは、ひょっとしたら、お金が保険から支払われるからかもしれません。

アメリカだったら、もうどうしようもない状態の患者さんに、手術はしません。実際、ガイドラインにも重症例（グレードⅣ、Ⅴ）は手術の適応外と明記されています。アメリカ、ヨーロッパはもちろん、他のアジアの国も同じはずです。一方、日本では手術してわずかでも元気になれる可能性があるなら、「治療して欲しい」となります。国に余裕があるのだと思います。

アメリカでの脳梗塞の救急体制

――アメリカでは、手術の同意など分業で説明する人がいて、医師は素早く手術に入るというのが紹介されていました。

吉村　破裂動脈瘤では、とにかく処置しなければいけないのです。どんどん脳細胞が死んでいくのです。日本も、前よりずいぶん手術までの時間が短くなったのですが、まだ差があります。

アメリカは、訴訟社会なので、手術の同意書の一行一行に本人のイニシャルを書かせるのです。そうしないと、裁判で同意書を読んだといってもそんなの雛形で、全部読んでいないだろうということになるので、一行一行イニシャルを書かせることになったそうですが、それでは、治療が遅れるわけです。

それで、流石に、私の知っている有名な救急医の先生（ドナルド・フライ博士）の病院ではシステムが変わって、救急隊に手術の説明をしてもらうという風になったそうです。

脳梗塞の場合が、一番急ぐのです。本当に待てないのです。1分でも早く手術したいのです。だから、訴訟社会のアメリカで、この脳梗塞の救急医療に関しては、手術の同意書について、別のドクターに説明させることにしたのです。アメリカは、そういうところは潔《いさぎよ》いです。

脳外科もセンター化が必要

吉村　日本では、今でも、まず別の部屋に連れて行って手術の説明をしながら同時進行で手術の準備の指示をしています。私たちの病院のように、規模が大きく、脳外科医が10人以上もいるところは、1人は説明、1人は準備というようにできますから良いのですが、脳外科医が2、3人しかいない病院では、夜間や休日は、医師を自宅から呼び出すことになるわけですから、どんどん時間が経ってしまうのです。

ですから、小さい病院に、こういう緊急の脳外科の手術をやらせていいのかという疑問があります。今は、脳梗塞のカテーテル治療ができる医師が足りないエリアがあるので、育成のために熊本や青森の先生を受け入れています。

しかし、ある程度は、地域で施設をセンター化すべきだと思います。例えば、大きな病院に連れて行けば、10人脳外科医がいて、あっという間に手術が終わってしまう。脳梗塞のカテーテル治療に慣れていない病院に連れていかれたら、運ばれた病院で、その患者さんの人生が変わってしまうのです。

ですから、いずれは脳梗塞のカテーテル治療をする施設をセンター化すべきだと思います。日本は、あまりにも小さい病院が手術を行なっています。

日本の医療レベルは質が高い

――ある心臓外科医も、地域でセンター化すべきだと言っていました。救急医療に関しては、アメリカは「説明と治療の分業」という意味で進んでいるということでしたが、実際の治療に関しては、日本の方が成績が良いということでしょうか。

吉村　全体の成績は、日本の方が良いのです。先ほど説明したアメリカの先生は、有名なセンター病院でアメリカでもトップレベルです。そういった病院は日本よりも治療成績が良好です。

しかし、概して、日本人は器用です。海外で開頭とカテーテルの大規模比較調査が出たときに、日本の脳外科医の先生方が、「(開頭が) こんなに低いはずはない」と言われましたが、確かに調べてみると、日本の脳外科医の先生方の成績は、欧米より良いのです。ただ、カテーテル治療の方も日本の方が成績が良かったのです。これは脳卒中の外科学会の調査です。

日本の医療レベルは世界一というのは、嘘ではないと思います。日本の医療は、質が高いと思います。

欧州は実験的治療（治験）の導入が早い

吉村　ただ、ヨーロッパなど諸外国は、最新治療についての導入は早いです。その点は学ぶべきかなと思います。

薬害エイズ問題が起きたあとの何年かは、最新治療の導入に関しては、日本は鎖国かと思うほど厳しかったです。アメリカの有名な病院に行ったときに、治療を見たら、テクニックは参考にはなりましたが、アメリカ全土で有名な先生でも、特にすごいとは思いませんでした。

しかし、テーブルの上の医療機器を見たら、一つも日本で使えるものがないのです。ただの一つもです。哀しくなりました。すべて日本で認められていないものを使っているのです。デバイスラグ（海外で開発された最先端の医療機器が、日本で承認されるまでに生じる遅れ）、ドラッグラグ（新薬承認の遅延）は、昨今、ずいぶん解消されてきました。ＰＭＤＡ（医薬品医療機器総合機構）が頑張ってくれて、ずいぶん早くなりましたが、それでもまだ遅いです。

ヨーロッパは、医療の認可が甘いのです。しかし、世界でもっとも認可が早いので、器具が使えるようになっても、誰もヒトに使ったことがないこともあるそうです。新しい器具を、ヒトに使う最初の役割をヨーロッパの医師たちが担当していることになります。日本は手堅いので、データが出てからしか承認しないので遅れるのです。

アメリカのＦＤＡ（アメリカ食品医薬品局）が認めないと、日本は認めませんが、アメリカはヨーロッパより遅いです。今は、アメリカのＦＤＡは堅いので、ヨーロッパの方で使って、ちゃんとデータが出たところで承認します。それから、日本では治験が始まりますから、下手すると、ヨーロッパから10年近く遅れるわけです。

ヨーロッパの学会に行ったら、ドイツの一つの病院で、フローダイバーターを

700例くらい行なっていると発表していました。一つの病院での実施数としては、非常に多いと思います。

放射線治療との連携

――先生は、放射線治療とも連携しているのですか？

吉村　はい、連携しています。脳神経外科の治療の一環として放射線治療を行ないますので、放射線科の先生方には感謝しています。

例えば、脳動静脈奇形という、若い人で脳卒中を起こす病気がありますが、最大径が3センチ未満なら定位放射線治療の適応になります。3センチを超えると、治癒率が悪いのですが、1センチとか2センチ径の小さいもので、深い場所や、運動野などが隣接していて、手術が危ない場所だったら、放射線治療が良いのです。

先日も知り合いを通じて、高い地位の方がわざわざ私の外来に受診されて、「手術をして欲しい」と言われましたが、私は放射線治療を勧めました。

そのときは、がっかりされました。「せっかく先生を頼ってきたのに！」って。「でも絶対、放射線の方が有利ですから、外科手術は止めておいた方が良い」と説明したのです。その方は、あちこち有名施設を受診されましたが、結局ガンマナイフを選択されました。ただ、3センチを超えてしまうと、ガンマナイフでは治らない、というか治癒率が悪くなるのです。

ではどうするか？　自分はこれまで世界的に有名な脳外科医の手術を見て、助手をしてきましたが、その経験から脳動静脈奇形にはできるだけ低侵襲治療を選びます。ですから、脳動静脈奇形が3センチより大きい場合にはカテーテルで部分的に詰めて小さくします。そして、定位放射線治療（ガンマナイフなど）をするのです。

この方法は治療医としてはまったく面白くありません。若い頃、脳動静脈奇形の塞栓術を発表したときに、摘出手術を得意とする座長から、壇上で馬鹿にされたこともあります。でも、この治療法で私自身は重篤な合併症を経験したことがないのです。同級生や後輩のお母さん、高校生の患者さんなどにも、この方法を行なっています。

この「部分塞栓と放射線治療で脳動脈奇形が消える」という事実を経験したとき、私自身、本当に驚きました。忘れもしません、当時10代の若い女性の患者さんでした。大型の脳動静脈奇形で、他院で治療不可能とされていたのですが、治療を希望し来院されました。そこでまずカテーテルで何カ所か塞栓して、なんとか3センチ以下になったので、放射線治療に送り出しました。その3年後、外来でMRIを見たとき、目を疑いました。あの大型の脳動静脈奇形が跡形もなく消えていたのです。こんなことがあるのだと、自分で治療しておきながら、驚いたのです。「詰めて小さくなったので、消える可能性が高いですよ」と患者さんに説明しておきながら、何十時間の大手術をしたわけでもないのに、あまりにも見事に消え去ったので感動してしまったのです。

あまりにも大きいものは、この方法でもダメなことがあります。本当に大きいものや、運動野などの重要な機能の脳を巻き込んでいる場合はどの方法をもってしても手強いです。最近、巨大な脳動静脈奇形でも、液体塞栓物質（オニキスなど）を詰めて一気に直すというヨーロッパの凄腕医師もいますが、合併症率が高いことから否定的な意見も根強いです。私は安全な範囲で部分的に詰めて放射線をかけるという、安全で外科医的には達成感の低い治療を行なうのです。

カテーテル治療は、外科医としての腕の見せ所はないと思っています。現場を見学に来た若い医師たちは、私の手技を見てすごいと言ってくれますが、自分はこの治療ではまったく攻めていない。それどころか、安全な範囲を確認しつつ、「守りながら」治療しているのです。世の中には「こんなすごく大きい脳動静脈奇形を、詰めて完全治癒させた！」とか、「一気に取ったぞ！」という医師もいるのにです。彼らの技術はまさに達人技ですが、合併症率が高いのです。脳で大きな合併症が起きたら一生のことです。だったら、安全なところだけを詰めて、3センチ以下になったら、あとは放射線が良いと思います。それで安全に消えて治ってしまうのだったら、いいのではないでしょうか。これが脳動静脈奇形に関して私がたどり着いた、「幸せな選択肢」です。脳神経外科医の腕がどうこうというのは、患者さんにはまったく関係のないことです。患者さんが安全に治る、それがすべてです。私たちは、患者さんを元気にするために治療をしているのです。難しい手術の数より、患者さんがハッピーになる数を増やしたいと思います。

医師が受けたいのは放射線が7割で、手術が2割という現実

――脳腫瘍で下手にガンマ線を当てると、腫瘍が癒着して取れなくなるといったことは

ありますか。

吉村　通常、ガンマナイフの対象となるのは転移性脳腫瘍や聴神経腫瘍などが代表的なものです。聴神経腫瘍に関して、その手術を得意とする脳外科医は、「あんなものはダメだ、手術の方が良いんだ」と言いますし、確かに照射後は癒着が強かったという意見を聞いたことがあります。ただ、聴神経腫瘍の手術は術後に顔面神経マヒが出たりすることがあり、デリケートです。こういったことから一般の病院では、ガンマナイフ治療を紹介することが多いようです。

これに関して面白い話があります。ある学会場で、聴神経腫瘍の写真を見せて、「手術か、放射線治療か、様子を見るか」と脳神経外科医に聞いたところ、7割くらいが手術するというボタンを押しました。

その後、「これが、あなた自身だったら、どうしますか」と問い直すと、放射線が7割で、手術が2割だったのです。

動脈瘤も同じようなことがありました。学会場で動脈瘤の写真を見せて、「はい、どうしますか?」と聞かれると、「開頭手術」が7割、「血管内治療」が1割くらいでしたが、「この動脈瘤があなた自身にあったらどうしますか?」と聞かれたら、「血管内治療」が7割だったのです。当時私は若かったのですが、その光景を見た瞬間に、「あ、将来は血管内治療だ」と確信しました。

医師自身が受けたい治療、それがベストなのです。そこで私は患者さんへの病状説明の際、「これが自分自身や自分の家族だとしたら、この方法を選びます」と説明しています。「人にはやれるけど、自分は受けたくない」という治療はいずれ減っていくように思います。

「巨大脳動脈瘤の大がかりな開頭手術を何例も成功させた」と報告すれば、脳神経外科の世界では「すごい!」と喝采を浴びます。私もそういう大がかりな手術を多く行なってきましたが、最近は、とにかく成績の良い方を選びたいと思っています。

もし今後、経験が蓄積して、フローダイバーターの治療成績が外科手術と同等以上なら、大がかりな手術は徐々に減っていくのだと思います。

どうして医者になったのか

――先生は、お医者さんの家ですか？　どうして医学部に入ったのですか？

吉村　私は医師の家系ではありません。医師を目指した理由は私が小学校3年の時の体験が元です。父親が胃癌だと言われて入院したのです。母親が病院に付き添うため、私たち兄弟は、近くの親戚に預けられました。まだ小さかったので、事情は説明されませんでしたが、ある日、家に親戚の人たちが集まって、そして母親の泣き叫ぶ声が壁越しに聞こえてきたのです。事情が分らないながら、とても大変なことになっていることは分かりました。その後、家が崩壊していくような暗い状況を体験しました。結果的には、父親は癌ではなく、良性腫瘍だったのです。そしてそのとき、母親が神のように外科医を崇《あが》めるのを見て、すごいなと思ったのです。

そのときに、自分が医師になれるとは思いもしませんでしたが、目標とする仕事は医師しかなくなっていて、医学部に入ってからは、外科医になりたい、と思うようになったのです。

カテーテル治療との出会い

吉村　私が所属した施設では、開頭手術を執刀するのは、専門医になってから、つまり医師になって7～8年目以降でした。自分が国立循環器病研究センターにレジデント（後期臨床研修医）として赴任したのは医師になって4年目でした。ですから当然開頭手術が回ってくるはずもなく、いつも助手をしていました。

その点、血管内治療はまだほんの一部の疾患にしか適応されていませんでしたので、症例数も少なく、当時「隅っこの治療」でした。しかし、体に優しい低侵襲治療ですから、将来は心臓の冠動脈と同じように伸びてくるのではないかと漠然と想像していました。その後、地元に戻って血管内治療をやり始めた頃は、「何とかカテーテルを駆使して上手くやれないか」とばかり思っていました。ですからその頃の自分の判断は、偏《かたよ》っていたと思います。血管内治療でうまく治療できず、結局、先輩に開頭手術で治療してもらったこともありました。当時の私もそういう感じだったのです。

その後、開頭手術を専門とする指導医（岐阜大学 岩間亨教授）の下についた時、5年間くらい、とことんクリッピング手術を行ないました。教室全体が、「できるだけ開頭手術でいく」という方針でしたので、それに精一杯、従ったのです。これは本当に正解で、その間に開頭手術の経験数が一気に増加して、いろいろなことが見えるようになってきました。

両方の経験値が上がったことで、「これはクリッピング手術の方が良い」、「これはコイルの方（カテーテル治療）が良い」と、クリアに分かるようになりました。「二刀流」という言葉が使われはじめたのはちょうどこの頃です。「二刀流」をテーマとした講演にも招かれるようになったのです。そんなことで、両方の手術を高いレベルでできる人は少ないことを知りました。「それなら意図的に両方の技術を磨いていこう」と考えたのです。そうしていると、同門の先輩方から患者さんを紹介されるようになってきて、執刀する症例数が一気に増えました。それぞれの患者さんに向いた方法を選んでいますから治療成績も良好で、患者さんたちが元気で紹介元に帰っていきますから、ますます数が増えていきました。

同業者から患者さんを紹介されるのは、光栄なことなのです。当時は「特殊技術」的な血管内手術を目的とするケースが多かったのですが、それでもそれは周囲の専門医の先生たちから認められた証拠だったのです。同業者の目は厳しく、生半可な技術では見抜かれてしまいます。それに、それぞれの先生自身がプロですから、いくら手法が違うとは言っても、治療成績の良し悪しは簡単に分かってしまいます。そして結果が悪いと、二度と患者さんを紹介して貰えなくなります。ですから、コンスタントに良い成績を出さないといけません。そういう関門をいくつも乗り越えて行くと、なぜかどこかのタイミングで一気に症例が増えはじめます。

焦らず腕の良い師匠の下で学ぶ

——どのくらいで、医師として一人前というところまでいきますか。

吉村　脳外科の場合には10年くらいでしょうか。でも、私は術者としてはかなり遅咲きでした。

普通の人は、卒業後7〜8年目、脳神経外科専門医に合格したあたりで、執刀医になるのです。しかし私はその頃は母校に戻って大学院生として基礎研究をしていました。国立循環器病研究センターのレジデントを終えた後です。そして学位取得後は、アメリカとスイスに留学したものですから、自分で脳動脈瘤を執刀したのは、卒業後12年目からです。他の人たちよりも下積みが長かったのです。

カテーテル治療は先輩が留学したことから卒業後8年目から2年間は、メインでやらせてもらいましたが、その頃の症例数は限られていました。ですから12年目から病棟の下っ端専門医として先輩たちの手ほどきを受けながら徐々に始めたという感じでした。ただ、そのときの指導医は私が尊敬する郭泰彦先生（朝日大学歯学部付属村上記念病院教授）でしたので、本当に幸運でした。先生は元祖二刀流で、その腕は超一流で、しかも人間味にあふれる先生でしたから、本当によい先輩に恵まれたなと思っています。

だから後輩たちには、「若いうちに無理に草野球のようなことをするな」と言っています。本当に良い師匠について、プロ野球の選手になるつもりでじっくりやれ、と。草野球の試合でバッターボックスに立つことを優先しないで、プロを目指して本格的に基礎トレーニングをやれということです。

私はアメリカ留学の後、チューリヒ大学で臨床研修をしました。わずか半年ほどでしたが、毎日、世界で一流といわれる米川泰弘教授の手術の見学をして、午後からは解剖学教室で頭蓋底の勉強、そして週に一度はラットを用いたバイパスのトレーニングをやりました。毎日が手術のトレーニング漬けでした。当時はその練習が将来どの程度役に立つのか、分かっていませんでしたが、郭先生が推薦してくれたのですから間違いないはずです。アメリカからスイスに移るときには、「なぜスイスへ？」と首をかしげる人もいましたが、スイスでは実際に手術に参加できますし、しっかりとしたトレーニングコースがあったのです。そしてこの経験はその後の脳外科人生で「財産」になりました。超一流と言われる施設で自分の専門とする技術を学ぶことは、お金に替えられないほどの価値があります。まさに「プライスレス」です。

こんな経験から、自己流で手術するよりも、まずはきちんとした基礎トレーニングをした方が良いと考えているのです。ですから後輩たちには、最初はレジデントとして病棟管理を徹底的に学んで、合間にバイパスのトレーニングをしよう、と。そして時期がきたら、国内外の有名施設に留学させるから、そこで集中的にトレーニングをしろ、と言っています。「私が執刀を始めたのは37歳、本格的に自分でやり出したのは40歳からだから、慌てなくて全然大丈夫だ」と言っています。将来、大きく伸びてくれるのが楽しみです。

私は40歳で岐阜大学の助教授となって、血管障害のチーフとなり、それから50歳までの間に、２０００例も執刀を経験しましたから、本当にラッキーだったと思います。当時は自分が地道に技術を磨いたことが花開いたと思っていましたが、良いポジションにつけて下さった岩間教授、そして患者さんを紹介して下さった先輩たちの温かい配慮があったのだな、と今になってしみじみ思います。もちろん、プロとしての技術を身につけるよう頑張るのが基本ですが、先輩や同僚にかわいがられること、良い仲間を持つこと、そんなことが大切なのだと今は思っています。

教育のためにトラブル解決法をまとめる

吉村　私は、脳血管内治療に関するトラブルシューティング（トラブル解決法）の本を書きました。カテーテル治療中にトラブルが起きたり、起きかけたとき、どうしたら良いかを本にまとめたのです。いくらリカバリーできたとは言っても、自分の後輩たちが起こしかけたトラブルを、教科書にして出すわけですから恥ずかしいことなのかもしれません。でも実はこういうことは、なかなか教えてもらえないのです。

先にも言いましたが、私は治療前に徹底的にリスク管理をするので、合併症がとても少ないのです。そうなると1～2年のトレーニング期間中、大きなトラブルが全くないこともあります。そうすると若手医師たちは、トラブルを見たことがないまま、専門医を取得して他の病院に赴任してしまいます。そして赴任した先ではじめてトラブルに遭遇し、頭が真っ白になってしまうのです。ある夜、他の病院に赴任した後輩から「カテーテルが動脈の外にあるのですが、どうしたらいいでしょうか」って電話がかかってきたことがあります。対処はできているようだったのですが、不安なようなので駆けつけました。対処後に聞いてみると、「勉強はしたのですが、先生と一緒に治療していた期間に合併症がなかったので見たことがないのです。」ということでした。

これは、私があまりに突き詰めて合併症を減らしたことの弊害です。教育という意味では、トラブルがなさ過ぎるのも良くないのです。でももちろん、合併症は起こしたくはないです。

それで、合併症ミーティングをしようということになって、「トラブルが起きかけた症例とか、起きた症例をみんなで見せ合おう」と連絡して集まりました。しかし、誰も症例を出したがらないので、私たち大学病院の方から先に呈示して、会を進めました。それらを毎回記録していったら、教科書にできるかもしれないとも思ったのです。何回かの集まりで症例がたまってきた時、身内の恥にはなるが、これは貴重な情報だと確信しました。「きっと世の中の役に立つはずだから出版しよう」ということで、『脳血管内治療トラブルシューティング―脳動脈瘤編―』という本にまとめて出したのです。これは、皆さんに高く評価して頂きました。どこかの若手ドクターが読んで、治療中に思い出してトラブルを上手く乗り切ってくれたら、とても嬉しいです。間接的にですが、患者さんが救われるわけですから、最高です。そういう為に出版したのです。

私は現在（平成28年）53歳で、あと10何年は現役で治療できる可能性があります。でも、ひょっとしたら最後の何年かはもうやらせて貰えないかもしれませんし、もっと早く、病気でできなくなるかもしれません。だったら、自分が現役で活躍できる間に、テクニックをできるだけ多くの若手に伝えて、将来彼らが手術する患者さんたちに元気になって貰いたいと思っています。ひょっとしたら自分も治療を受ける立場になるかもしれませんしね（笑）。

とにかく元気で病院から帰れることが第一

――脳外科の手術は患者にとって大手術というイメージで、命がけのように思います。

吉村　一般に、外科医の世界はそう見えるそうですが、実際にはそんなことはありません。私も開頭手術を行なっていますけれど、大半の手術は命がけということはありません。もちろん、低侵襲で治ればそれに越したことはないのです。塞栓術や放射線治療は侵襲が小さいので、心理的なハードルも低いと思いますし、患者さんができるだけ楽に治ればいいのです。外科医としての売りといったようなことは、何も考えていません。無理に治療数を増やそうとかも、もうありませんね。

患者さんが、「良かった！」と元気に帰ってくれることが、一番なのです。ですから、「今、最新治療として紹介されているフローダイバーターよりも、あなたは従来のステントやコイルの方が良いよ、開頭手術の方が良いよ」と説明することもあります。フローダイバーターを求めて来院する人が多いので、数だけ増やそうとしたら、できるかもしれませんが、私はもうそういうことは望んでいません。

私は、良い環境で仕事をさせて貰っているので、とにかく患者さんが元気に帰って欲しい、麻痺になったり、命を落とすようなことはなんとか避けたい。患者さんに幸せになって欲しい、それしか考えていません。

私は今でも患者さんが悪くなると、夜も眠れないのです。考えただけで暗い気持ちになってしまうのです。家族への説明中に涙がこぼれたこともあります。これは何というか、ベテラン外科医としてはとても恥ずかしい話です。自分のこういうメンタルな部分は、外科医として不向きなのかもしれないと、正直、今まで思っていました。でもそういう状況になりたくないから色んな工夫をしていたら、徐々に治療成績が上がってきました。それは「患者さんに利益になるならむしろ良いことかな」とも思います。術前、細かいデータまで徹底的に確認して管理するので若手医師たちは、「うるさいな」と思っているかもしれませんが（笑）。

そもそも私は医師の家系ではなく一般人なので、治療を受ける側の感覚に近いわけです。テクニックがどうのこうのというのは、患者さんにとってはまったく関係がないことです。とにかく元気で病院から帰れること。それだけなのです。

私はこれまで脳の手術をたくさんやってきましたし、今もやっています。そしてあるとき、気づいたのです。「結果がすべて」だと。結果が良ければ、すべてがハッピーです。患者さんも家族も医師もみんなが幸せになります。しかし、どんなに最新機器や高度なテクニックを使っても、結果が悪かったらアウトなのです。

ですから、とにかく良い結果を出すこと。これが私たちの使命です。すべての患者さんを元気にしたいのです。でも手術合併症はゼロにはなりません。最近では他院で「治療が難しい」といわれた方が多く紹介されてきます。難しい治療と分かっていても、何とか命をお救いしたい。だから危険な治療にも、チャレンジするのです。

しかし実際に合併症が起きると本当につらい。立ち直れなくなりそうになる自分を救ってくれるのはいつも後輩たちです。ですからじっくり彼らを育てて、いつの日か「合併症ゼロ」の、患者さんたち全員を元気にできる夢のチームを作りたいと思っています。

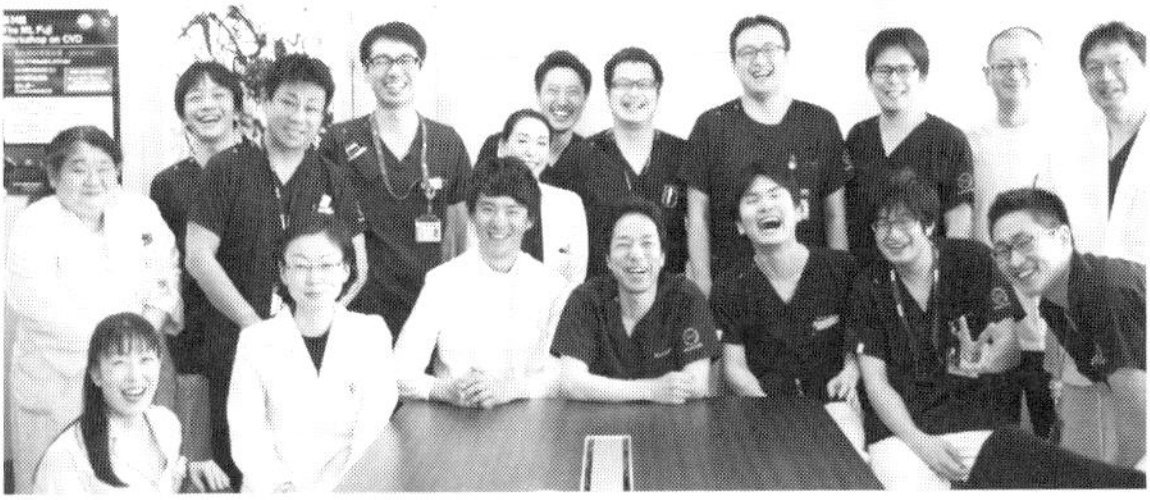

兵庫医科大学病院　脳神経外科のチーム

*現代医療を考える――

医療は、日進月歩である。

昨日まで助からないと言われた人が、今日には助かる時代になった。

通常困難な手術も名医によって奇跡的に助かる患者がいる一方で、さして難しくもない治療で、医者という名の野巫《ヤブ》によって殺される患者もいる。

主治医の誤診で改善しないまま、他の病院を回り、治療薬を貰うも治らないばかりか、ひどい場合は、処方された薬によって致命傷を残し、ショック死を起こしたりするケースもある。

このような医療の現状を鑑《かんが》み、ここに、明日の医療を切り拓《ひら》く最新治療を紹介する。

希望の最新医療

安心の脳動脈瘤治療

手術をしないカテーテル治療の最前線！

2016年　8月30日　初版第1刷発行

編　者　桜の花出版 取材班

発行者　山口春嶽

発行所　桜の花出版株式会社

〒194-0021　東京都町田市中町 1-12-16-401

電話 042-785-4442

発売元　株式会社星雲社

〒112-0005　東京都文京区水道 1-3-30

電話 03-3868-3275

印刷・製本　　亜細亜印刷株式会社

ISBN978-4-434-22319-8 C0277